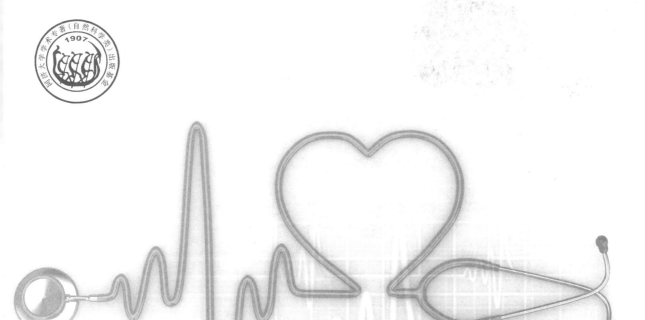

心房颤动分级诊疗
从理论到实践

主　编　杨　兵　李小荣　陈　婕
副主编　黄　煊　宁忠平　杜兆辉　余金波

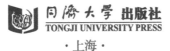

同济大学 出版社
TONGJI UNIVERSITY PRESS
·上海·

图书在版编目(CIP)数据

心房颤动分级诊疗：从理论到实践 / 杨兵，李小荣，
陈婕主编. --上海：同济大学出版社，2024.4
　　ISBN 978-7-5765-1025-6

　　Ⅰ.①心⋯　Ⅱ.①杨⋯②李⋯③陈⋯　Ⅲ.①心房纤
颤—诊疗　Ⅳ.①R541.7

中国国家版本馆 CIP 数据核字(2024)第 074036 号

心房颤动分级诊疗：从理论到实践

主编　杨　兵　李小荣　陈　婕　　**副主编**　黄　煊　宁忠平　杜兆辉　余金波

责任编辑　朱涧超　　**助理编辑**　徐艺峰　　**责任校对**　徐逢乔　　**封面设计**　陈益平

出版发行	同济大学出版社　　www.tongjipress.com.cn	
	(地址：上海市四平路 1239 号　邮编：200092　电话：021-65985622)	
经　　销	全国各地新华书店	
排　　版	南京月叶图文制作有限公司	
印　　刷	常熟市大宏印刷有限公司	
开　　本	787mm×1092mm　1/16	
印　　张	13.5	
字　　数	296 000	
版　　次	2024 年 4 月第 1 版	
印　　次	2024 年 4 月第 1 次印刷	
书　　号	ISBN 978-7-5765-1025-6	

定　　价　50.00 元

编委会

编委（以姓氏汉语拼音为序）

蔡　英	上海市东方医院
陈　婕	上海市东方医院
程　典	上海市东方医院
杜兆辉	浦东新区上钢社区卫生服务中心
顾继伟	宁夏医科大学总医院
顾婷婷	盐城市中医院
过常发	复旦大学附属中山医院
黄　晶	上海市东方医院
黄　煊	上海市浦东新区卫生健康委员会监督所
李小荣	上海市东方医院
李雄志	邵阳市中心医院
林吉祥	浦东新区高东社区卫生服务中心
宁忠平	上海市浦东新区周浦医院
潘晔生	上海市第六人民医院金山分院
盛　炜	南通市中医院
宋徽江	浦东新区北蔡社区卫生服务中心
孙　欢	浦东新区北蔡社区卫生服务中心
汪天英	浦东新区北蔡社区卫生服务中心

王晓丽　　　上海市浦东新区卫生发展研究院

王学成　　　上海市东方医院

吴奕章　　　上海市东方医院

夏玉东　　　盐城市中医院

谢　欣　　　上海市东方医院

杨　兵　　　上海市东方医院

余金波　　　上海市东方医院

张伟国　　　苏州高新区人民医院

周　建　　　上海市东方医院

周礼清　　　浦东新区东明社区卫生服务中心

周晓茜　　　上海市东方医院

学术秘书　　　　奚靖雯

主 编 简 介

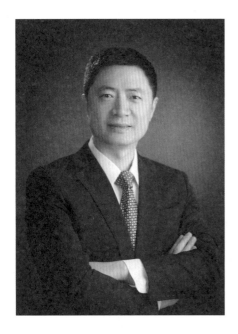

杨兵 医学博士，教授，主任医师，博士研究生导师。现任上海市东方医院（同济大学附属东方医院）心血管内科常务副主任、心律失常诊疗中心主任、房颤中心主任。

社会兼职：中国医促会心律与心电分会副主任委员，美国心律学会委员，亚太心律学会委员，中华医学会心电生理和起搏分会第七届委员会全国委员，中国医师协会心律学专业委员会委员，中国生物医学工程学会心律分会委员，中国房颤中心联盟常委，上海市心律学会委员，浦东新区房颤中心（专病）联盟主席，国家卫健委心血管疾病介入诊疗培训基地心律失常介入培训导师，《中华心律失常学杂志》《心血管病学进展》等编委。获 2018 年第二届国家名医盛典"国之名医·青年新锐"，2021 年"浦东工匠"，2022 年"上海市区域名医"称号。

专业特长：主要从事心律失常介入诊疗工作，擅长运用导管消融治疗各种快速性心律失常，如阵发性室上性心动过速、心房颤动、房性心动过速、室性心动过速和各种类型的过早搏动（早搏）等，特别是在运用三维标测技术诊断和治疗复杂疑难快速性心律失常方面有较深入的造诣，技术推广覆盖至国内 30 多家省级单位。近年来代表东方医院申报并获批"中国房颤中心示范基地"、牵头成立"浦东新区房颤中心（专病）联盟"、创建浦东房颤专病管理医生培训体系等。

主 编 简 介

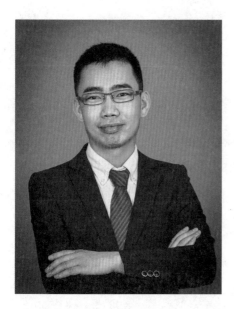

李小荣 医学博士，副主任医师，硕士研究生导师。现任上海市东方医院南院院区心律失常诊疗中心副主任、教学主任。

社会兼职：中国生物医学工程学会心律分会青年委员，中国医促会心律与心电分会委员，中华医学会心电生理与起搏分会创新工作委员会委员，中华医学会心电生理与起搏分会中青年电生理工作委员会委员，浦东新区房颤中心（专病）联盟常委及秘书长。

专业特长：长期从事临床心血管内科临床工作，熟练掌握高血压、冠状动脉粥样硬化性心脏病（冠心病）、心力衰竭等心内科常见病和多发病的诊断和治疗，尤其擅长心房颤动、室性早搏、室上性心动过速等各种心律失常的射频消融治疗。主持国家自然科学基金、省级自然科学基金多项，参与"十一五""十二五"国家科技支撑计划课题各1项，参与国家自然科学基金及上海市、浦东新区课题多项。获教育部科技进步二等奖1项。

主 编 简 介

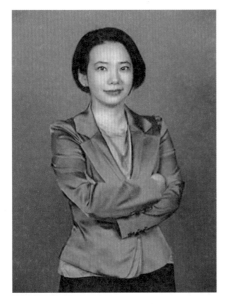

陈　婕　副主任护师。现任上海市东方医院南院院区心律失常诊疗中心护士长。

心血管专科护士、糖尿病专科护士。

社会兼职：上海市护理学会心血管专委会委员，浦东新区房颤（专病）联盟秘书，上海市东方医院糖尿病专委会副主任委员，上海市东方医院房颤科普阵地负责人。长期从事临床心血管内科护理管理工作，擅长心房颤动、室上性心动过速、高血压、冠心病、心力衰竭等心内科常见疾病的护理及急救以及起搏器植入术围手术期护理。熟练掌握糖尿病饮食、运动、血糖监测、胰岛素注射等护理。

获奖：专科联盟新锐奖"房颤管理三剑客"科普视频一等奖；浦东新区房颤（专病）联盟区域协作杰出奖；房颤技术推广奖；房颤分级诊疗管理奖；房颤优秀管理者。

浦东新区房颤中心(专病)联盟成员单位

指导单位：上海市浦东新区卫生健康委员会

牵头单位：

上海市东方医院　　　　　　　上海市浦东新区周浦医院

区域核心单位：

上海市第七人民医院　　　　　上海市浦东新区浦南医院

上海市浦东新区公利医院　　　上海市浦东新区人民医院

上海市浦东医院

参与单位：47 家社区卫生服务中心（按汉语拼音排序）

北蔡社区卫生服务中心	金桥社区卫生服务中心
曹路社区卫生服务中心	金杨社区卫生服务中心
川沙社区卫生服务中心	康桥社区卫生服务中心
大团社区卫生服务中心	老港社区卫生服务中心
东明社区卫生服务中心	联洋社区卫生服务中心
高东社区卫生服务中心	凌桥社区卫生服务中心
高行社区卫生服务中心	六灶社区卫生服务中心
高桥社区卫生服务中心	芦潮港社区卫生服务中心
航头社区卫生服务中心	陆家嘴社区卫生服务中心
合庆社区卫生服务中心	南码头社区卫生服务中心
鹤沙社区卫生服务中心	泥城社区卫生服务中心
沪东社区卫生服务中心	浦兴社区卫生服务中心
花木社区卫生服务中心	三林康德社区卫生服务中心
黄楼社区卫生服务中心	三林社区卫生服务中心
惠南社区卫生服务中心	上钢社区卫生服务中心
机场社区卫生服务中心	书院社区卫生服务中心
江镇社区卫生服务中心	孙桥社区卫生服务中心

塘桥社区卫生服务中心　　　洋泾社区卫生服务中心

唐镇社区卫生服务中心　　　迎博社区卫生服务中心

万祥社区卫生服务中心　　　张江社区卫生服务中心

王港社区卫生服务中心　　　周家渡社区卫生服务中心

潍坊社区卫生服务中心　　　周浦社区卫生服务中心

新场社区卫生服务中心　　　祝桥社区卫生服务中心

宣桥社区卫生服务中心

合作单位：民营医院和体检机构

美年大健康　　　　　　　　上海明珠医院

瑞慈体检　　　　　　　　　上海徐浦中医院

上海安达医院　　　　　　　上海杨思医院

前　言

　　心房颤动（简称"房颤"）是最常见的心血管疾病之一，给患者家庭和社会带来了沉重的负担。中国有超过千万的房颤患者面临卒中率高、致残率高和致死率高的威胁。早发现、早治疗、全程规范管理，可改善房颤患者的生存质量，降低住院率和死亡率。房颤的管理是一项系统工程，不仅需要有精通高精尖的外科手术及介入技术的心律失常方面专家，更需要来自基层社区卫生服务中心全科医师的紧密配合。早在2015年，国务院办公厅就印发了《关于推进分级诊疗制度建设的指导意见》（国办发〔2015〕70号），提出了"基层首诊、双向转诊、急慢分治、上下联动"的分级诊疗模式建设目标。分级诊疗制度是深化医药卫生体制改革、建立中国特色基本医疗卫生制度的重要内容，是解决人民日益增长的美好生活需要和不平衡不充分的发展之间的矛盾的重要抓手。

　　国家卫生健康委员会（以下简称"国家卫健委"）、国家中医药管理局于2019年联合发布了《关于印发心房颤动分级诊疗技术方案的通知》（国卫办医函〔2019〕710号），进一步推动房颤分级诊疗工作落地生根，各省、直辖市及地区陆续展开了房颤中心联盟建设。上海市浦东新区也于2020年10月25日成立了浦东新区房颤中心（专病）联盟，旨在在上海市浦东新区卫生健康委员会（以下简称"浦东新区卫健委"）的领导下，利用"联盟"平台提升浦东新区各级医疗机构自身的房颤诊疗水平，打造高水平的房颤诊疗团队，建立信息化的房颤患者数据库平台，全员动员、全域覆盖、全程管理浦东新区的房颤患者，探索建立适合浦东新区的房颤分级诊疗方案，最终造福广大患者，有效降低房颤致死率、致残率。

　　基于上述背景，我们总结浦东新区房颤中心（专病）联盟建设的经验和成果，并组织了来自三级医院和社区卫生服务中心的临床经验丰富的专家编写了本书，希望为读者在分级诊疗的探索实践工作中提供参考。本书共4篇33章，第

1

一篇（第一～五章）主要从卫生和健康改革发展、国家卫健委房颤分级诊疗方案解读、上海市慢病管理 2020 方案、指南和共识对房颤专病管理的新要求以及浦东新区房颤中心（专病）联盟建设与使命等方面阐述新时代下房颤管理的政策与方向。第二篇（第六～十五章）主要从心电网络平台建设、各级医院功能定位及房颤双向转诊标准、各级医院房颤管理和团队建设、房颤分级诊疗探索新思路、全科医生房颤管理培训体系的建立以及房颤绿色转诊通道实战案例出发介绍房颤分级诊疗所需做的具体工作。第三篇（第十六～三十一章）则是结合最新房颤指南和循证医学证据，详细介绍了不同情境下房颤的诊疗规范。第四篇（第三十二～三十三章）则重点解读了房颤医疗质量控制指标（2021 年版）并提出了浦东新区房颤中心（专病）联盟质控管理的设想。

由于编者水平有限、时间紧迫，本书难免有不足和疏漏之处，敬请广大读者和同道不吝指正。

2024 年 1 月于浦东新区

Contents

Contents

目　录

前言

第一篇　房颤管理政策篇 ·· 1

第一章　卫生健康改革发展"十四五"规划与心血管健康 ········ 3

第二章　国家卫健委《心房颤动分级诊疗技术方案》解读 ······· 9

第三章　上海市慢性病管理 2020 方案与房颤专病管理 ········· 14

第四章　国内外最新房颤诊疗指南对房颤专病管理的新要求 ······ 17

第五章　浦东新区房颤中心(专病)联盟建设与使命 ·········· 20

第二篇　房颤分级诊疗篇 ·· 25

第六章　浦东新区心电网络平台建设和房颤分级诊疗 ········· 27

第七章　浦东新区各级医院功能定位及房颤双向转诊标准 ······ 33

第八章　三级医院房颤管理和团队建设 ······················ 38

第九章　社区卫生服务中心房颤管理和团队建设 ············· 42

第十章　全专结合:房颤分级诊疗探索和实践 ··············· 45

第十一章　浦东新区房颤"四位一体"管理新模式的思考 ······ 49

第十二章　全科医生房颤管理培训体系的建立 ··············· 53

第十三章　房颤绿色转诊通道实战案例一 ···················· 59

第十四章　房颤绿色转诊通道实战案例二 ···················· 66

第十五章　房颤绿色转诊通道实战案例三 ···················· 70

第三篇　房颤专病管理篇 ·· 79

第十六章　房颤的流行病学及危害 ·························· 81

第十七章　不同类型的房颤患者筛查要点 ···················· 85

第十八章　房颤脑卒中风险评估和抗凝出血评估 ············· 89

第十九章　房颤抗凝管理现代观点 ·························· 93

第二十章　房颤导管消融适应证和围手术期管理 ············· 98

第二十一章　房颤的药物节律管理 ················ 104

第二十二章　房颤心室率管理 ················ 110

第二十三章　房颤相关的起搏治疗 ················ 113

第二十四章　房颤相关脑卒中的左心耳干预 ················ 116

第二十五章　房颤的外科治疗 ················ 122

第二十六章　房颤的急性期处理 ················ 130

第二十七章　房颤电复律适应证和流程 ················ 135

第二十八章　房颤患者一体化管理 ················ 140

第二十九章　房颤管理：ABC 综合方案 ················ 143

第三十章　人工智能在房颤诊治管理中的应用 ················ 149

第三十一章　房颤的中医药治疗 ················ 156

第四篇　房颤质控管理篇 ················ 161

第三十二章　房颤医疗质量控制指标(2021 年版)解读和落实 ················ 163

第三十三章　浦东新区房颤中心(专病)联盟质控管理条例 ················ 167

附录一　浦东新区卫生健康发展"十四五"规划 ················ 171

附录二　心房颤动分级诊疗服务技术方案 ················ 184

附录三　心房颤动分级诊疗重点任务及服务流程图 ················ 195

附录四　浦东新区心血管病学专科(专病)联盟　浦东新区房颤中心(专病)联盟
················ 198

第一篇
房颤管理政策篇

第一章　卫生健康改革发展"十四五"规划与心血管健康
第二章　国家卫健委《心房颤动分级诊疗技术方案》解读
第三章　上海市慢性病管理 2020 方案与房颤专病管理
第四章　国内外最新房颤诊疗指南对房颤专病管理的新要求
第五章　浦东新区房颤中心（专病）联盟建设与使命

卫生健康改革发展"十四五"规划与心血管健康

杨 兵 陈 婕

"十四五"是我国开启全面建设社会主义现代化国家新征程、向第二个百年奋斗目标进军的第一个五年规划,是上海在新的起点上全面深化"五个中心"建设、加快建设具有世界影响力的社会主义现代化国际大都市的关键五年,也是浦东打造社会主义现代化建设引领区的重要五年。健康成为国家战略,国家及人民群众对人群生命质量提升提出了更高要求。"十四五"期间,要立足新发展阶段、贯彻新发展理念、服务新发展格局,推进卫生健康事业高质量发展,为人民群众高品质生活奠定健康基础。

一、形势与机遇

(一) 健康中国战略为医疗卫生事业发展提供广阔空间

党的十八大以来,党和国家高度重视人民的健康,把"健康中国"上升为国家战略,把医疗卫生与健康事业发展摆在经济社会发展全局的重要位置,医疗卫生与健康事业发展进入新阶段,全方位、全周期保障人民健康成为新的要求。"提供有效的医疗卫生服务,发展健康服务业"上升为国家战略,极大地丰富了医疗卫生事业的内涵和外延。

(二) 经济社会发展为医疗卫生事业发展提供良好环境

"十四五"时期,在全面建设社会主义现代化国家和向第二个百年奋斗目标进军的时代大背景下,"为人民群众提供全方位全周期健康服务"将成为未来五年卫生健康事业发展的主旋律。"一带一路""长江经济带",创新驱动战略和人才强国战略的深入实施将对医疗卫生事业的对外交流合作和区域发展产生积极影响。

(三) 全面深化医改为医疗卫生事业发展注入澎湃活力

"十四五"期间,随着医疗保障、医疗服务、公共卫生、药品供应、监管体制综合改革的统筹推进,将进入全面深化医药卫生体制改革的决胜阶段和改革措施密集出台期。

相应改革措施的推行将进一步破除阻碍卫生健康事业发展的体制机制性障碍,使医疗保障制度更加完善、医疗服务价格体系更加合理、城乡医疗资源分配更加公平、公共卫生服务均等化水平更高、基本医疗卫生制度更加健全，为医疗卫生事业快速发展注入新活力。

(四) 信息化和医药科技创新为医疗卫生事业发展提供强大支撑

云计算、大数据、物联网、互联网与健康服务深度融合，为创新医疗卫生服务形式、提高服务效率、改善服务体验创造了有利条件，也为医疗卫生实现科学化、精细化管理提供了技术支撑。创新体系不断完善，医药科技不断突破，基因技术、精准医疗等前沿医学科技不断发展，将促进健康服务手段革新和新的医学模式产生，为医疗卫生事业健康发展带来新机遇。

公共卫生与医疗机构的分工协作将更为紧密，疾病防控与疾病治疗将逐步成为不可分割的整体，医疗机构将面临从"以治病为中心"到"以健康促进为中心"功能定位的转变。这不仅对医疗机构多元化的服务能力提出了更高的要求，也将为医疗服务、医学教育、科技创新、医院管理模式带来更多变革。

二、发展基础

(一) 主要成就

1. 分级诊疗

"十四五"期间，国家医学中心、区域医疗中心等优质医疗资源集中区域和机构的建设会加大力度。扩大优质医疗资源力量，一方面可以增加医疗服务总供给，弥补医疗资源不足的困境；另一方面通过优质资源辐射效应，带动医疗资源贫乏和落后地区的医学发展，实现区域均衡布局。分级诊疗体系是医改的目标，有助于解决目前面临的优质医疗资源不足和资源分布不均两大问题。

2. 公立医院改革

公立医院是医疗服务体系中的重要力量，是医疗改革中的一块硬骨头，公立医院考核指标给公立医院管理提供了方向。浦东新区房颤中心（专病）联盟也将秉承医疗卫生事业公益属性，继续加快优质医疗资源扩容和区域医疗资源均衡布局，加快完善房颤分级诊疗制度落地。

3. 社会办医

社会办医是公立医疗机构的补充，其机构数量已远远超过公立医院，但服务量还很小，发展很困难。在公立医院改革过程中，社会办医会有更大的生存空间和发展机遇。但社会办医力量在相当长一段时间内没有办法在区域和整体上与公立医院形成竞争关系。

4. 远程医疗

"十四五"期间要结合"互联网＋医疗服务"，完善远程医疗项目、创新远程医疗模式。远程医疗对于政府来说是平衡医疗资源布局的解决方案，对于医院来说是一项服务患者的方式。国家已经通过医保支付、网络能力建设等政策，推动远程医疗服务的发展。

(二) 问题与挑战

1. **医疗改革任务仍然艰巨**

三医联动改革任务艰巨,医疗服务价格不合理、医保支付制度改革滞后、药品和耗材价格仍然虚高、综合监管有待加强。卫生资源总量不足,尤其是优质资源短缺,不能满足全面建成小康社会进程中进一步释放的群众多层次、多样化健康服务需求;基层医疗卫生机构服务能力不足,难以承担分级诊疗制度基层首诊的重任;医疗卫生资源布局不合理。

2. **内涵发展要求更加迫切**

既往发展重外延,轻内涵,重基础设施,轻技术能力,床位规模不断扩大,整体人才队伍素质提升缓慢,重物化,轻服务,分工协作机制不健全,缺乏联通共享,云计算、物联网、移动互联网、大数据等新兴信息技术推广运用不足。

3. **医疗服务供给仍有差距**

在专科服务能力、诊疗技术水平、医疗质量安全方面仍有进一步提升的空间,尤其是能达到国际一流水平的前沿诊疗技术还太少。在"大健康"理念下,尚需重构医疗服务体系,关注疾病预防及疾病康复的延续性管理。临床科研、教学及辅助空间激增,院区业务发展空间亟需进一步拓展优化,主院区门诊、急诊和医技业务空间与住院业务空间相比明显不足,现代化传染疾病中心亟待建立。

三、浦东新区房颤中心(专病)联盟重点任务与主要举措

(一) 积极推进浦东新区医联体建设

1. **浦东新区已形成较为完善的医联体政策体系和运行顺畅的多种医联体运行模式**

目前医联体形式主要有以下几种:既有以"块"为责任边界的区域医联体,也有以疾病为导向的专科医联体以及高峰、高原学科医联体。九大区域医联体覆盖 36 个街镇,以区域医联体为主要组织模式,实现区域医联体全覆盖。

2. **医联体对接实施**

上级医院负责疑难危重复杂疾病的诊疗,社区卫生服务中心负责一般常见多发疾病的诊疗和后期康复、护理。具体而言,对于上转患者,上级医院要提供优先预约就诊、优先预约检查、优先预约治疗、优先预约住院等服务,并制定诊疗方案等;对于下转患者,上级医院要开展延续服务,主动提供患者住院情况和后续治疗方案,并做好病情跟踪随访和必要的技术指导。社区卫生服务中心则要做好下转患者的后续治疗、康复、护理服务工作,并与上级医院经治医生保持密切联系,确保下转患者治疗的延续性。

3. **"共享"福利逐步覆盖全浦东**

(1) 区域内影像、检验(病理)、心电三大区域医技诊疗中心的人力资源、设备资源逐步实现"共享"。

(2) 实现胸痛中心、卒中中心、创伤中心一体化,救心、救脑、救命。

(3) 建立社区床位一体化管理机制,做到了区域医疗中心托管社区床位,真正实现住

院"上转下转"无缝对接。

（4）建立了高峰、高原学科医疗联合体

为贯彻党的十九大精神，落实健康中国战略，缓解浦东新区人民群众日益增长的健康需求和临床高水平学科发展不充分、不平衡的矛盾，上海市浦东新区卫生健康委员会（以下简称"浦东新区卫健委"）编制了"浦东新区临床医学学科三年行动计划和配套管理办法"，整合优化资源，聚焦高峰高原学科建设。浦东新区积极推动高峰、高原学科建设，以高峰、高原学科为领头雁建设学科医联体，带动区域学科发展水平的整体提升。"十四五"期间，浦东新区将启动实施高峰高原学科再提升行动，开展新兴交叉学科和优势全科医学建设，建设一批全市领先、国内一流的医学学科。2021 年 12 月，浦东新区卫健委发布公告，上海市东方医院和上海市浦东新区周浦医院心血管病学均获批浦东新区临床高峰学科建设立项项目，引领全区心血管病学发展。

（二）积极推进浦东新区远程医疗服务能力及信息化建设

1. 浦东新区卫生信息化现状

浦东新区卫健委已搭建了一张覆盖全区公立医疗机构的卫生服务专网；构建了统一交互的数据中心；开发了市区互联的以电子健康档案为核心的卫生信息平台；编制了一套具有浦东特色的卫生信息化标准；建立了全区统一的就诊与健康管理 ID。同时，推进并规范区属二、三级综合性医院以电子病历为核心的医院信息化建设，并对全区社区卫生服务中心以及分中心统一了基本的软硬件配置。经过建设，区域卫生信息化城乡差别逐步缩小，整体发展水平显著提升，方便了居民就诊和卫生服务，有效支撑了新区医疗卫生事业改革与可持续发展。

2. 卫生信息化建设已经成为卫生服务与管理的重要支撑和基本保障

（1）社会需求：居民对于健康问题日益增长的关注和需求，与医疗卫生资源的普遍缺乏之间的矛盾，需要借助信息化手段来辅助缓解。

（2）技术发展：云计算、物联网、大数据等现代信息技术的应用，将为卫生信息化的发展带来革新，促进新型卫生管理和医疗服务模式的建立。

（3）加强信息化平台建设：全面加强以居民健康档案、电子病历数据为核心，以卫生信息网络为基础的区域卫生信息平台建设，加快推进医疗服务、公共卫生、社区卫生、人口计生等领域的信息化建设，提升信息应用水平，为人民群众提供方便可及的医疗健康卫生信息，促进全区信息化建设均衡发展，满足医疗改革需求，融合创新发展，加强医疗健康大数据集成应用，打造"医疗与健康同行，以惠民服务为核心，具有浦东特色的智慧医疗体系"。

（4）继续完善信息化建设任务：继续完善信息化在公共卫生、医疗服务、计划生育、新农合、基本药物制度、综合管理 6 项业务中的深入应用；建设电子健康档案、电子病历、全员人口和卫生资源库；逐步建设信息安全、信息标准和运维 3 大体系；建成全面、统一、高速、稳定的浦东新区卫生信息专网。

（5）加强信息共享和互联互通：推进数据应用与业务协同平台功能。推进电子健康档案和电子病历标准符合性测评，升级健康档案、电子病历数据库，实现数据标准化；新建涵盖公民身份属性、家庭关系属性、社会关系属性的全员人口数据库;新建浦东卫生资源库。新建区域医疗信息平台、区级人口计生信息平台、卫生综合管理平台,在区平台实现公共卫生与医疗机构、社区卫生机构的业务协同应用,实现对各级医疗卫生单位的业务进行监督、评估、考核。依托"一网通办"和"一网统管"平台,优化就医场景,实施精准化预约。推进"互联网＋"医疗便民惠民服务,完善移动诊疗系统和远程医疗体系,推动互联网医院发展。

（6）完善医疗机构信息化建设,提高医疗服务质量和效率:在二、三级医院信息化建设方面,重点推进专科医院的信息化建设项目,促进区域医疗机构信息化水平的平衡发展。加强以电子病历为核心的医院信息系统建设。以三级综合医院为试点,推进基于全面预算管理的医院绩效管理系统,实现绩效评价和费用管理的精细化。

浦东新区将打造新型医疗健康服务业态组织跨领域大数据的资源集聚与挖掘应用,实现交叉学科的大数据服务集群建设,推进精准医疗技术的研究发展,提供面向居民的医疗健康服务,面向医生的临床决策支持以及面向卫生管理的决策支持服务。完善浦东新区居民健康网,探索以移动支付为核心的面向医院的服务应用。探索"新硬件时代"的新型医疗健康服务模式,建立试点社区、居家健康监测感知物联网应用系统,实现"居民预检、平台预警、临床参考、医生管理"的服务流程;建立新型医疗健康服务模式,并与有关 IT企业和第三方机构合作建立软件孵化器基地,共同探索医疗卫生创新应用的研发孵化。

（三）建立完善的心血管分级诊疗体系

心血管疾病占我国慢性病的 50％,居慢性病之首。中国慢性病死亡人数占总死亡人数的 85％,心血管病又是其中第一位的死亡原因。为破解医患间巨大的供需矛盾,完善、落实"基层首诊、双向转诊、急慢分治、上下联动"的分级诊疗模式日益迫切。

1. 明确各级各类医疗机构诊疗服务功能定位

三级医院主要提供急危重症和疑难复杂疾病的诊疗服务,充分利用中医药(含民族医药,下同)技术方法和现代科学技术,提供急危重症和疑难复杂疾病的中医诊疗服务和中医优势病种的中医门诊诊疗服务。二级医院主要接收三级医院转诊的急性病恢复期患者、术后恢复期患者及危重症稳定期患者。基层医疗卫生机构和康复医院、护理院等(以下统称慢性病医疗机构)主要为诊断明确、病情稳定的慢性病患者、康复期患者、老年病患者、晚期肿瘤患者等提供治疗、康复、护理服务,常见病、多发病诊疗,以及急危重症患者抢救和疑难复杂疾病向上转诊服务。

2. 加强基层医疗卫生人才队伍建设

通过基层在岗医师转岗培训、全科医生定向培养、提升基层在岗医师学历层次等方式,多渠道培养全科医生,逐步向全科医生规范化培养过渡,实现城乡每万名居民有 2～3 名合格的全科医生。加强全科医生规范化培养基地建设和管理,规范培养内容和方法,提高全科医生的基本医疗和公共卫生服务能力,发挥全科医生的居民健康"守门人"作用。

3. 大力提高基层医疗卫生服务能力

通过科学布局基层医疗卫生机构,合理划分服务区域,加强标准化建设,实现城乡居民全覆盖。鼓励上级医院定期出诊、巡诊，提高基层服务能力。

4. 整合推进区域医疗资源共享

加强医疗质量控制，推进同级医疗机构间以及医疗机构与独立检查检验机构间检查检验结果互认。

5. 加快推进医疗卫生信息化建设

加快全民健康保障信息化工程建设，建立区域性医疗卫生信息平台，实现电子健康档案和电子病历的连续记录以及不同级别、不同类别医疗机构之间的信息共享，确保转诊信息畅通。提升远程医疗服务能力，利用信息化手段促进医疗资源纵向流动，提高优质医疗资源可及性和医疗服务整体效率。

参考文献

[1] 中共中央办公厅,国务院办公厅.关于建立健全基本公共服务标准体系的指导意见[EB/OL].(2018-12-12)[2022-03-11].http://www.gov.cn/xinwen/2018-12/12/content_5348159.htm.

[2] 王晓丽,石岩,张寅,等.浦东新区卫生信息化"十三五"发展规划的研究[J].中国数字医学,2016,11(06)：83-85,88.

[3] 刘艳丽,马力.社区心房颤动患者筛查及多学科协作的综合管理模式研究[J].中国全科医学,2020,23(7)：774-778.

[4] 国务院办公厅.国务院办公厅关于推进分级诊疗制度建设的指导意见[EB/OL].(2015-09-11)[2022-03-11].http://www.gov.cn/zhengce/content/2015-09/11/content_10158.htm.

[5] 上海市浦东新区人民政府办公室.浦东新区人民政府关于印发《浦东新区卫生健康发展"十四五"规划》的通知[EB/OL].(2021-10-20)[2022-03-11].https://www.pudong.gov.cn/ghjh_zxgh/20211223/340168.html.

国家卫健委《心房颤动分级诊疗技术方案》解读

李小荣

心房颤动(以下简称"房颤")是一种常见的室上性快速性心律失常,其致残率、致死率高,严重影响患者的生活质量,是心血管病患者住院和死亡的常见原因,给家庭和社会带来了沉重负担。对房颤患者早期发现、早期治疗、全程规范管理,可改善患者的生存质量,降低住院率和死亡率。2019 年 9 月 1 日,国家卫生健康委员会办公厅和国家中医药局办公室印发了《心房颤动分级诊疗技术方案》,特解读如下。

一、本方案出台的背景

分级诊疗制度,是合理配置医疗资源、促进基本医疗卫生服务均等化的重要举措,是深化医药卫生体制改革、建立中国特色基本医疗卫生制度的重要内容,是解决人民日益增长的美好生活需要和不平衡不充分的发展之间的矛盾的重要抓手,对于促进医药卫生事业长远健康发展、提高人民健康水平、保障和改善民生具有重要意义。2015 年国务院办公厅印发的《关于推进分级诊疗制度建设的指导意见》(国办发〔2015〕70 号)提出"基层首诊、双向转诊、急慢分治、上下联动"的分级诊疗模式建设目标。2017 年,国家卫生健康委员会和国家中医药管理局印发的《关于推进医疗联合体建设和发展的指导意见》(国办发〔2017〕32 号)则提出以重大疾病单病种管理为重点,按照卫健委印发的有关分级诊疗技术方案和双向转诊基本原则,细化慢性疾病单病种分级管理要求,明确不同级别和类别医疗机构职责,建立分工协作机制,进一步推进分级诊疗。房颤作为一种主要的、常见的心血管疾病,其发病率随年龄增大而上升,且与高血压、糖尿病及慢性阻塞性肺疾病等相关,是危害中老年人群的一种重大疾病,因此国家卫生健康委员会和国家中医药管理局将其作为一种主要的"单病种"列出,以推进心血管疾病分级诊疗工作。

二、本方案主要包括的内容

本方案内容包含了八大方面,分别为:①我国房颤的现状,包括流行病学现状、危害,以及当前面临的区域协同治疗体系的缺乏。②房颤分级诊疗服务目标、路径与双向转诊标准，这是本方案的重点内容，详细介绍了本方案实施后拟达到的目标，包括对各级医疗机构在房颤诊治中的功能定位，以及基层医疗卫生机构（社区卫生服务中心）、二级医院、三级医院分级诊疗的路径和双向转诊的具体标准。第③④⑤条则从专业角度出发，简洁明了地介绍了房颤患者的初步识别、诊断、评估，房颤治疗以及急性房颤治疗的相关知识。⑥从我国传统中医辨证论治视角出发，介绍了不同证候下的中医治法和推荐方药。⑦房颤患者的全程管理。房颤患者需要多学科合作的全程管理，涉及初步识别、门诊、住院、手术、随访、康复等多个环节，包括急诊救治、规范化抗凝、节律控制、心室率控制、合并症的诊疗、长期随访、生活方式干预、健康教育、患者自我管理等诸多方面，是一个系统工程，因此应成立由心内科、心外科、神经内科、神经外科、老年病科、内分泌科、急诊科、康复科、影像科、介入科、全科医生、护士、药师等组成的房颤管理团队进行全程综合的规范化管理。该部分介绍了包括随访内容、患者教育及康复管理、中医健康管理在内的相关知识，其最终的管理目的在于通过不同级别医院、不同科室、不同专业医师的协调配合，控制患者房颤发作，预防并发症，提高生活质量，降低住院率、致残率及致死率。⑧主要介绍了各级医院房颤患者管理质控指标，二级以上医院实施房颤患者管理时重点关注抗凝适应证患者规范抗凝率、随访计划及定期随访率以及手术患者的成功率及事件发生率。而基层医疗卫生机构开展房颤患者管理时需要重点关注房颤患者自我管理宣教率、疑似及高危房颤患者的转出人数，稳定期房颤患者随访率及康复治疗率，以及房颤患者中医药防治知识知晓率。这些指标对于患者了解房颤，控制房颤，改善生活质量甚至预后极其关键。

三、不同级别医疗机构的功能定位

分级诊疗的重点在于不同级别的医疗机构需明确自身的定位及分工，各级医疗卫生机构做好自己的本职工作，相互协作，规范房颤患者临床诊疗行为，加强对房颤患者的全程管理，改善房颤患者预后。

1. 三级医院四大功能

①主要为有严重基础疾病及严重并发症、手术适应证的房颤患者提供诊疗介入及外科手术服务。②为房颤患者制定个体化的诊疗方案，将病情稳定者转至下级医院。③通过各种形式，对下级医疗机构进行技术指导、业务培训和质控管理，并协助下级医院制定治疗方案。④建设房颤专病中心，建立房颤专病区域数据库，加强区域内房颤单病种管理工作。

2. 二级医院四大功能

①主要为病情稳定者提供治疗、康复、随访等全程管理服务。②为病情相对稳定的房颤患者提供个体化的规范治疗。③对有严重并发症、手术适应证者，上转至三级医疗机构。④开展房颤专病中心建设，建立远程心电网络，与三级医院和基层医疗卫生机构联动，形成房颤疾病诊治网络体系。

3. 基层医疗卫生机构四大功能

①开展房颤防治宣教、初步识别、接续治疗（结合上级医院已制定的诊疗方案）、康复

和随访。②建立房颤专病档案,做好信息管理工作。③开展健康教育,指导患者自我健康管理。④实施双向转诊。

四、具体的分级诊疗路径和双向转诊标准

本方案中详细介绍了房颤的分级诊疗路径和不同级别医院的双向转诊标准,供各级医院不同级别医师学习执行。

1. 分级诊疗路径和各级医疗机构分级诊疗服务流程

房颤分级诊疗路径见图1-1。

关于印发本方案的通知中附有各级医疗机构分级诊疗服务流程见图1-2～图1-4。

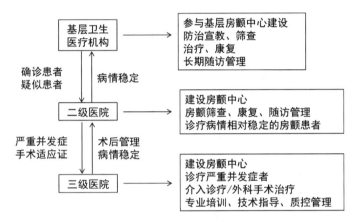

图1-1　房颤分级诊疗路径

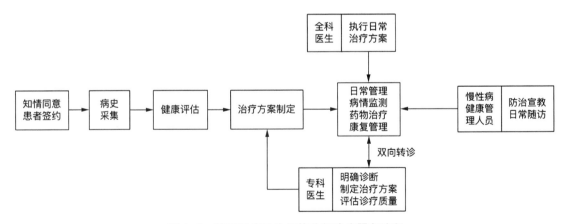

图1-2　基层医疗卫生机构分级诊疗服务流程

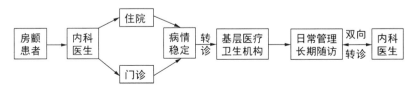

图1-3　二级医院分级诊疗服务流程

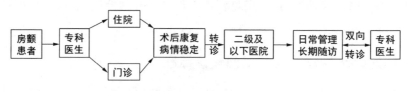

图 1-4　三级医院分级诊疗服务流程

2. 各级医疗机构之间的双向转诊标准

1) 基层医疗卫生机构上转至二级及以上医院的标准

（1）社区初诊或疑似房颤的患者。

（2）既往病情稳定，出现以下情况之一，应及时转至二级及以上医院救治：①基础疾病加重，经治疗不能缓解；②出现严重并发症，如血流动力学紊乱、血栓栓塞、抗凝出血情况、心力衰竭等。

（3）对有中医药治疗需求的房颤患者，出现以下情况之一的，应当转诊：①基层医疗卫生机构不能提供房颤中医辨证治疗服务时；②经中医药治疗疗效不佳者。

2) 二级医院上转至三级医院的标准

（1）急性房颤，伴有血流动力学紊乱者无诊治条件时。

（2）基础疾病重症者。

（3）出现严重并发症者。

（4）符合介入治疗和手术适应证者，包括导管消融、左心耳封堵及外科治疗等。

（5）有中医药治疗需求，经中医药治疗疗效不佳者。

3) 三级医院下转至二级医院或基层医疗卫生机构的标准

（1）病情稳定的患者。

（2）治疗方案已明确，需常规治疗和长期随访的患者。

（3）诊断明确的，可进行临终姑息治疗的终末期患者。

4) 二级医院转至基层医疗卫生机构的标准

诊断明确，治疗方案确定，并发症控制良好，需常规治疗、康复和长期随访者。

为全面贯彻落实国家卫生健康委、国家中医药局联合发布的《关于印发心房颤动分级诊疗技术方案的通知》文件精神，各省、市及地区都展开了房颤中心联盟建设，浦东新区也在上海市东方医院的牵头下成立了浦东新区房颤中心（专病）联盟，浦东新区各级医疗机构将在新区卫健委的领导下，利用"联盟"平台提升自身房颤诊疗水平，打造高水平的房颤诊疗团队，建立信息化的房颤患者数据库平台，全员动员、全域覆盖、全程管理浦东新区的房颤患者，加强对房颤流行病学调查的研究，在"方案"的指导下探索建立适合浦东新区的房颤分级诊疗方案，最终造福广大患者，有效降低房颤致死率、致残率。

参考文献

［1］国务院办公厅.国务院办公厅关于推进分级诊疗制度建设的指导意见［EB/OL］.（2015-09-11）［2022-

03-01]. http://www.gov.cn/zhengce/content/2015-09/11/content_10158.htm.

[2] 国家卫生健康委员会,国家中医药管理局.关于进一步做好分级诊疗制度建设有关重点工作的通知 [EB/OL].(2018-8-7)[2022-03-01].http://yzs.satcm.gov.cn/zhengcewenjian/2018-08-17/7641. html.

[3] 国家卫生健康委办公厅,国家中医药局办公室.关于印发心房颤动分级诊疗技术方案的通知[EB/ OL].(2019-09-10)[2022-03-01].http://www.nhc.gov.cn/yzygj/s3594q/201909/592e8b8ac8044 617bc9ed9186c2ee19f.shtml.

上海市慢性病管理 2020 方案
与房颤专病管理

黄 煊

慢性病是严重威胁我国居民健康的一类疾病,已成为影响国家经济社会发展的重大公共卫生问题。世界卫生组织将慢性病分为四大类:慢性非传染性疾病、迁延性传染病、长期的精神疾病及进行性的身体结构损伤。慢性病一般具有病期长、病因相对复杂、可逆性小、可控制及危害缓慢增加等特点。慢性病尤其是慢性非传染性疾病,一般是多因素综合影响的结果。现代分子生物学的研究成果揭示了众多慢性病的遗传特性,如陈义汉院士团队通过数十年的研究,找到了 5 个房颤致病基因和 1 个房颤致病基因座。分子生物学的发展为慢性病更精准的预防、诊断、治疗开启了一个全新的时代,同时揭示了一个残酷的事实——从有序的生命体发展成无序的疾病状态是生命的必然过程,当然,这个过程可以认识、可以干预、可以延缓。基于科学认识进行有计划的干预就是健康管理。

《上海市社区健康管理工作规范——慢性病综合防治(2020 年版)》(以下简称"上海市慢性病管理 2020 方案")中对"健康管理"的定义是,对人群和个人的健康危险因素进行全面管理的过程,通过调动个人及集体的积极性和主动性,有效利用有限的资源达到最大的健康改善,主要包括健康信息的收集和利用、健康与慢性病等疾病风险评估、健康管理和改善。健康管理是一项知易行难的艰巨工作,通过科学研究证实的干预方案的效用与应用效果一般都有巨大的差距。个人的生活环境具有客观稳定性,个人习惯的改变需要强大的意志、动力和支持系统,因此慢性病管理成效显现是一个缓慢的过程,没有短期显性的成果物,参与者往往不能得到稳定的价值回报,此外,有效激励机制的缺乏也是瓶颈问题。

一、上海市慢性病管理 2020 方案的新特点

2020 年,上海市卫生健康委员会组织专业机构在《上海市社区健康管理工作规范——慢性病综合防治(2017 年版)》的基础上进行补充完善,形成上海市慢性病管理 2020 方案,拓展了管理的慢性病病种,细化了管理流程和内容,依托社区健康管理支持中心建设,强

化了质量控制和考核评价,丰富了以"健康云平台"和"健康自主管理"为支撑的"机构分级协同、公众主动积极"的健康全程管理的内涵。

(一) 强调医防融合策略

慢性病因其涵盖广泛、社会负担沉重、健康损害大而成为卫生主管部门关注的问题。不同于传染性疾病针对传染源、易感人群、传播途径的预防与治疗分工合作的传统模式,慢性病早诊断、规范治疗与康复等临床服务是慢性病三级预防中的核心部分。预防是慢性病管理的价值导向,高质量的临床服务是慢性病管理的有效载体,临床预防是慢性病管理的内在要求。

上海市慢性病管理 2020 方案要求整合公共卫生与医疗资源,依托上海市健康云平台开展基于信息化的综合、连续、全程的健康管理,促进分级诊疗,减少慢性病并发症,提高本市居民健康期望寿命。

(二) 强化现代化健康数据的汇聚、应用与信息化支持

上海市慢性病管理 2020 方案中,依托上海市健康云,实现了个体慢性病主题临床数据的全市汇聚,通过个体健康档案动态归集,为慢性病的早期发现、评价、干预建立了个体的数据基础。上海市慢性病管理 2020 方案配套建设的信息化系统,将慢性病主题临床预防工作路径化、信息化,建立多点触发机制,依托信息系统规划个人的管理任务,通过诊疗过程中的动态提醒,辅助临床医生及时完成管理任务,利用数据自动开展管理绩效评价。

(三) 明确社区全科医生的主导作用

上海市慢性病管理 2020 方案首次明确社区全科医生在慢性病管理中的主导作用,要求发挥家庭医生团队优势,开展信息登记管理、健康风险评估和疾病筛查,依据分级分类管理办法,为各类对象提供公共卫生服务,将符合转诊标准的患者转至上级医疗机构进行诊断和治疗,并接收上级医疗机构转诊患者回社区进行后续治疗和管理。责任主体明确是管理有效的基本条件,责任主体应当具备能力达标、服务可及的基本特性。在以临床服务为关键的慢性病管理中,全科医生具备较好的能力基础,与患者建立了稳定的服务关系,患者依从性好,是最佳的责任人。

(四) 方案未明确的关键问题

责任主体、工作内容、评价、激励是管理不可或缺的四个要素,上海市慢性病管理 2020 方案中明确了社区全科医生为责任主体,依托慢性病管理信息系统组织落实基础性管理工作,发起转诊,专科医生以事件为中心进行针对性专科服务,围绕工作落实情况与慢性病控制成效,系统利用数据自动进行绩效评价。专科医生的服务按项目收费,其工作能够得到合理的报酬,而方案对全科医生及其团队开展的工作未给出工作量的评价与补偿标准、未给出慢性病主题健康管理的绩效奖励与处罚标准,使承担主导责任的全科医生缺乏动力,是方案的重大缺憾。

二、房颤专病管理方向

房颤是高致残率、高致死率、疾病负担重、可控制的常见慢性心血管疾病。2004 年流行病学调查显示,房颤患病率在我国 30～85 岁人群中为 0.7%,并随年龄增长而显著升高,在 80 岁以上人群中高达 7.5%。国家和地方政府科学地推进房颤分级诊疗,为房颤患者提供规范、有效的全程管理,对保障患者健康权益具有重要意义。

(一) 推动房颤纳入慢性病管理目录

2019 年 9 月,国家卫生健康委员会出台《心房颤动分级诊疗服务技术方案》,方案对基层医疗卫生机构、二级医院、三级医院在房颤管理中进行了明确的功能定位,规范了各自的临床诊疗行为,引导不同功能定位的机构发挥协同作用,加强对房颤患者的全程管理,改善房颤患者预后。

房颤分级诊疗服务方案中定义了基层医疗卫生机构、二级医院、三级医院的功能。但针对具体对象,基础性管理主体责任尚需落实到个人,房颤管理的主体责任人虚化,难以实现总体的管理目标。2020 年,慢性阻塞性肺疾病(简称"慢阻肺")被纳入上海市慢性病管理目录是一个很好的范例,将对《心房颤动分级诊疗服务技术方案》取得预期效果起到关键作用。

(二) 完善工作路径及其信息化建设

二、三级医院围绕个体的临床诉求,开展目标明确的短期诊疗,落实技术方案的可行性较强;基层医疗卫生机构的医生承担群体的长期健康管理责任,但目前所用信息化系统在房颤个体化管理方面可行性较低。上海市慢性病管理 2020 方案配套的信息化系统,建设统一的专病数据库,将慢性病临床预防工作路径化,建立多点触发机制,利用机器智能系统管理长期、整体的问题,引导基层全科医生在具体时间节点聚焦处理具体问题,能够很好地解决这一问题。

(三) 制定基层管理的工作量与成效评价标准

房颤分级诊疗服务中,二、三级医院的诊断与治疗都有相关项目收费标准,能够体现其工作价值,形成劳动回报;基层医疗机构主要开展疾病宣教、早发现、药物维持、评估等工作,其工作量与价值的评定缺乏相应的标准,进而难以形成激励与处罚机制,使疾病长期管理失去可持续基础。建议对基层医疗工作点的时间消耗进行测量,以形成标准的工作量,制定基层年度和中长期的管理成效指标体系,结合房颤疾病管理成效与工作量,形成有效的激励机制。

基因技术、数字技术、人工智能、物联网等指数型技术在健康服务领域的应用日益广泛、深入,我们对健康与疾病的系统认识也呈爆发式增长,管理化医疗时代已经来临。管理化医疗要求我们在更多因素、更长时间中对个体进行针对性、有投入产出优势的卫生服务与干预。通过有效的管理,一定能够使房颤个体更加健康,疾病负担有效降低,实现双赢,为管理化医疗时代建立一个范例。

国内外最新房颤诊疗指南对房颤专病管理的新要求

杨 兵

近年来,心房颤动得到心血管病研究领域的极大关注。美国、欧洲、中国等相继发布了房颤诊断和治疗的最新指南,对于脑卒中预防相关的抗凝治疗和左心耳封堵亦有多个指南、专家共识或者临床路径相继发表,新技术、新策略、新方法不断成熟,房颤全程管理、综合管理的临床实践不断得到优化。本章将结合最新指南、专家共识和临床路径等,解读房颤专病管理、特别是对非心律失常专科医生(包括全科医生)的要求。

一、充分认识我国房颤防治任务的重要性和紧迫性

黄从新等新近完成了全国18岁以上居民的房颤流行病学调查,结果显示我国房颤年龄校正后患病率为1.6%,男性和女性的年龄校正后患病率分别为1.7%和1.4%,城市和农村居民经年龄校正后患病率分别为1.6%和1.7%。据此估算,我国房颤患者的数量处于急剧上升通道中,预估现存患者可能达到2 000万人。

我国脑卒中发生率居全球首位,而房颤相关的心源性脑卒中占所有缺血性脑卒中的20%左右。房颤显著增加缺血性脑卒中的风险5倍左右,年发生率为1.92%。与脑血栓形成导致的缺血性脑卒中相比,房颤相关的缺血性脑卒中具有高致死率、高致残率、高复发率、高并发出血和高治疗费用等特征。因此脑卒中预防,包括抗凝和左心耳干预是房颤防治的重中之重!

其他房颤相关的危害,包括心力衰竭、心肌梗死、痴呆与认知功能下降、肾功能不全、生活质量降低均显著增高。因此房颤无疑已经成为当代心血管病中发病率极高、危害极大的难治性疾病,给社会、家庭和患者本人带来了沉重的疾病负担,应引起全社会的关注,需要群防群治。

二、大力推进基层医院房颤筛查和早期诊断

房颤筛查有助于早期诊断和早期干预,尤其是对于无症状和脑卒中风险高的患者,发

17

现脑卒中高危患者及时抗凝，可以降低脑卒中和栓塞发生率。其次，近期研究显示，早期节律管理，有利于改善预后。2021版中国房颤专家共识专门增加了房颤筛查的章节，对相关内容进行了系统阐述并提出了建议。专家共识指出筛查不限于年龄，但应重点筛查房颤高危人群，包括高龄(≥65 岁)、心力衰竭、肥胖、高血压、糖尿病、阻塞性睡眠呼吸暂停低通气综合征、结构性心脏病、接受过心脏手术、隐源性脑卒中/短暂性脑缺血发作、遗传性心律失常患者和特殊职业人群(职业运动员)等。应选择适当的筛查工具和环境，脉搏触诊、手持心电图设备及具有识别功能的智能手机在筛查项目中成本-效益比更佳。

三、着力打造全专结合的区域专病分级诊疗体系

在国家分级诊疗方案中，对基层医院、二级医院和三级医院在房颤诊疗中的职责和定位，做了明确的描述。在具体落实层面，应根据各地、各区域的实际情况做出调整，形成适合区域房颤患者分级诊疗的体系。例如上海的家庭医生和社区卫生服务中心体系是非常健全的，可以触达每个居委会，乃至每个患者，对于慢性病管理有着独到的优势。在浦东新区有 9 大医联体，每个医联体由相应三级医院或中心医院牵头，下属5～6 家社区卫生服务中心形成区域医联体，因此适合浦东的分级诊疗模式是医联体牵头单位直接面对下属社区卫生服务中心，是所谓的 3—1 模式(没有二级医院在中间)，而不是 3—2—1 模式。

这样的模式面临着两个问题。一方面，多数房颤患者首诊在基层，但基层全科医生对房颤现代诊疗理念的认知是严重不足的，对自己在房颤专病管理中的定位和职责并不清楚。考虑到基层全科医生的专业背景和工作性质，我们可以针对性地梳理房颤专病管理中基层医生能够胜任的工作，如筛查和诊断、初步评估、上转上级医院、承接下转、康复随访等，进行相关培训，并建立标准化的流程和质控系统，辅以手机或电脑端的人工智能辅助决策系统，帮助基层医生完成专病管理工作。另一方面，医联体核心医院在房颤专病管理中承担着危重症患者管理，介入和外科手术，出现合并症或并发症、疗效欠佳患者处置的职责，但各核心医院在专病管理能力方面的规范性和能力差异性较大。目前浦东的方案是由上海市东方医院和周浦医院共同牵头，成立浦东新区房颤中心联盟。在此架构下，对区域核心医院房颤专病管理能力进行评估和质控，逐步实现专病管理水平、能力和技术的提升和同质化，更好地服务于区域的房颤患者。

这样，部分能力强的区域核心医院，通过 3—1 模式自主开展区域内房颤专病管理工作，联盟对其工作进行管理和质控；部分能力欠缺的医院，在联盟牵头单位的帮扶下，逐步开展房颤专病管理工作，形成浦东新区层面的 3—2—1 模式。目前，这种区域专病管理体系还在探索和建设的过程中，而且随着区域核心医院能力的提升，会不断发生变化。但总体而言，随着工作的不断推进，整个新区的房颤专病管理能力会不断提升和规范化。

四、重点突出，抓住能改善房颤患者预后的关键工作

不管是基层医生，还是心血管内科专科医生，对于房颤诊疗中能改善预后的关键工作，要有非常深刻的认识和行动力。在 2020 年的欧洲心脏病学会指南中，把房颤的专病

管理简化为 ABC 策略。

A 就是卒中预防工作：评估工作可以由全科医生或者专科医生完成，处方由专科医生开出，基层医生延伸处方或接续治疗。对不能长期抗凝、不愿意抗凝、抗凝后仍有栓塞事件或者出血风险高的患者，应积极推荐左心耳干预等措施。现代的抗凝已经到了华法林后时代，也就是除了机械瓣置换术后和合并中重度二尖瓣狭窄的房颤患者，其他患者都应首选非维生素 K 拮抗剂的抗凝药，后者具有无需定期监测凝血功能，出血发生率显著低于华法林等优点，适合基层推广、接续治疗。上级医院医生需要对基层全科医生进行脑卒中预防的非药物治疗知识的培训，如左心耳封堵的适应证、封堵术后的接续治疗等。

B 就是理想的症状控制：包括心室率控制和转复并维持窦律两方面工作。基层医院的全科医生需要熟悉房颤的心室率控制的基本原则，需要掌握维持窦律的药物治疗选择的原则，按照专科医生的处方完成接续治疗和药物副作用监测。而专科医生除了上述能力，还需要掌握电复律、药物复律和合并心力衰竭等特殊情况的心室率控制，根据情况开展房颤的导管消融等技术。上级医院应该对全科医生进行房颤消融适应证、术后接续治疗和康复随访等方面工作的培训，以期更多的患者能在疾病早期接受导管消融。

C 就是合并症管理：房颤最常见的合并症是高血压，其他如冠心病、心力衰竭、瓣膜病、肾功能不全等，都会对患者的远期预后产生影响。因此专科医生在做好上述两方面工作的同时，应和全科医生共同努力，制定目标和方案，控制上述合并症。

综上，作为 21 世纪心血管领域急需攻克的两大疾病之一，房颤受到了前所未有的关注。在新的循证医学结果不断公布、指南不断更新的当下，专科医生应该跟全科医生一起，共同学习、共同提高进步，共建全专结合防治体系！

参考文献

［1］中华医学会心电生理和起搏分会，中国医师协会心律学专业委员会，中国房颤中心联盟心房颤动防治专家工作委员会. 心房颤动：目前的认识和治疗建议（2021）［J］. 中华心律失常学杂志，2022，26（1）：15-88.

［2］黄从新，张澍，黄德嘉，等. 心房颤动：目前的认识和治疗的建议—2018［J］. 中国心脏起搏与心电生理杂志，2018，32（4）：315-365.

［3］Hindricks G，Potpara T，Dagres N，et al. 2020 ESC Guidelines for the diagnosis and management of atrial fibrillation developed in collaboration with the European Association for Cardio-Thoracic Surgery (EACTS)［J］. European Heart Journal，2021，42(5)：373-498.

浦东新区房颤中心（专病）联盟建设与使命

吴奕章　李小荣

一、浦东新区房颤中心（专病）联盟建设的必要性

房颤是临床最常见的心律失常，且患病率随年龄增长而升高，在 80 岁以上人群中患病率高达 7.5%。目前我国房颤患者人数为 800 万～1 200 万人，随着人口老龄化，这一数字还将继续增长，未来 50 年房颤将成为最流行的心血管疾病之一。房颤导致的脑卒中、心衰等一系列并发症会对患者本人、家庭及社会造成极大的负担。有研究显示，每名房颤患者一年花费 30 438.3 元。中国心血管流行病学多中心协作研究显示，房颤的年龄标准化死亡率在近 20 年中增加了近 60%。根据常住人口、患病率估算，浦东新区目前有 8 万～10 万名房颤患者。患病人数的增加、疾病给患者及社会带来的沉重负担均表明对房颤进行规范化的管理和治疗刻不容缓。

浦东新区是全国经济最发达的地区之一，且正在打造社会主义现代化建设引领区，医疗卫生资源相对充裕。但遗憾的是，本地居民甚或部分社区医生的房颤诊治意识相对薄弱。一项针对上海市部分地区非瓣膜性房颤患者使用华法林抗凝治疗现状调查的研究显示，入选的 2 451 例非瓣膜性房颤动患者中，2 113 例（86.21%）患者 CHA_2DS_2-VASc 评分 ≥2 分，即脑卒中高危患者，而该类脑卒中高危患者中仅有 569 例（26.93%）服用华法林。费民忠等针对上海农村心房颤动患者抗栓治疗现况调查发现，61.09% 的房颤人群未接受任何抗栓治疗，仅有 5.95% 的房颤患者在服用华法林规范抗凝。戚玉勤等针对上海市社区老年人群心房颤动抗凝治疗现状调查发现，仅有 6.9% 的脑卒中高危房颤患者在接受抗凝治疗。另一项关于浦东新区全科医生对房颤认识的现状调查显示，38.5%（143/371）的全科医生很少使用 CHA_2DS_2-VASc 评分进行栓塞风险评估，59.8%（222/371）的全科医生不知晓房颤复律的抗凝治疗，另有 44.5%（165/371）未听闻房颤射频消融术。由此可知，目前浦东新区乃至上海地区房颤患者的筛查、防控和管理与指南规定存在较大差距，尤其在抗凝管理方面存在着严重的不足，患者长期治疗依从性差，而基层医生对房颤的了解、

诊治均存在着不足,这严重影响了浦东新区人民的健康水平。因此,建立浦东新区房颤规范化筛查、防控及综合管理体系迫在眉睫。国外的相关经验证实,建立房颤规范化管理体系可以提高房颤治疗的指南遵循率,对于房颤的综合管理起到积极有效的作用。

《"健康中国 2030"规划纲要》指出,对于疾病以预防为主,关口前移,强化早诊断、早治疗、早康复,以"共建共享、全民健康"为战略主题,动员全社会参与,推动社会共建共享。为了实现"健康中国 2030"提出的目标,我们呼吁将房颤纳入慢性病管理,且需要早期诊断、治疗,长期规范化管理,不能等到发展为脑卒中等严重并发症再进行干预。《中国防治慢性病中长期规划(2017—2025 年)》中多次提到加强慢性病防治、持续健康管理才是解决中国老龄化及慢性病高发问题的关键,其中的重要一环就是各级综合医院、社区医院协同防治、管理疾病,从而有效改变居民就医行为,增加患者对疾病的了解,使慢性病患者得到长期规范、有效的管理和治疗。因此,成立房颤的专病管理组织机构有其必要性。

二、浦东新区房颤中心(专病)联盟的建设与使命

正因为房颤的高患病率、高致残性,2019 年 9 月 1 日国家卫健委和国家中医药局组织联合制定了《心房颤动分级诊疗服务技术方案》,指导各地做好分级诊疗工作。在该文件里,对各级医院的功能定位做了详细说明:基层医疗卫生机构重点开展房颤防治宣教、初步识别、转诊治疗、康复和随访;二级医院主要为病情稳定者提供治疗、康复、随访等全程管理服务;三级医院主要为有严重基础疾病及严重并发症、手术适应证的房颤患者提供诊疗服务。

浦东新区卫健委积极响应国家政策,高度重视学科建设和专病联盟建设,在 2018 年下发了《浦东新区医学学科建设三年行动计划(2018—2020 年)》文件,2019 年 6 月,制定下发了《浦东新区临床高峰/高原学科专科(专病)联盟建设工作的实施方案》,希望各级医疗机构全面贯彻"健康中国"战略,发挥临床高峰/高原学科优势,加强专科(专病)联盟建设;希望通过联盟建设,推动优质医疗资源下沉,促进有序分级诊疗,提升基层医疗卫生服务的质量与水平,努力为人民群众提供更高水平、更加满意的卫生与健康服务。

为了满足房颤的防治管理需求,深入贯彻《国务院办公厅关于推进分级诊疗制度建设的指导意见》、上海市政府发布的《关于本市推进医疗联合体建设和发展的实施意见》、浦东新区卫建委发布的《关于开展浦东新区临床高峰/高原学科专科(专病)联盟建设工作的通知》,浦东新区房颤中心(专病)联盟(以下简称"联盟")于 2020 年 10 月 25 日正式成立(图 5-1),并且举办第一届常委会会议(图 5-2)。

联盟以上海市东方医院(中国房颤中心示范基地)、上海市浦东新区周浦医院为主要牵头单位,上海市第七人民医院、上海市浦东新区人民医院、上海市浦东新区公利医院、上海市浦东医院为联盟核心单位,47 家社区卫生服务中心为联盟成员单位,多家民营医院和医疗机构为参与单位。联盟主要目标是以学科优势为抓手,将领先的临床诊疗和防治技术辐射区域医疗中心和社区卫生服务中心,有效提升全区专病服务的同质化水平,围绕优势病种做实分级诊疗,提升高峰、高原学科疑难病例的集聚度,推动学科的进一步发展,形成围绕优势专病的医教研协同体系。

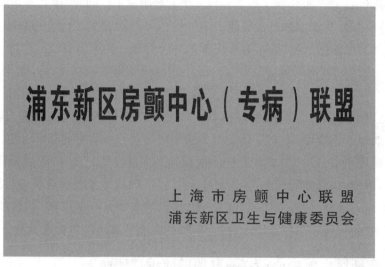

图 5-1　浦东新区房颤中心(专病)联盟铭牌

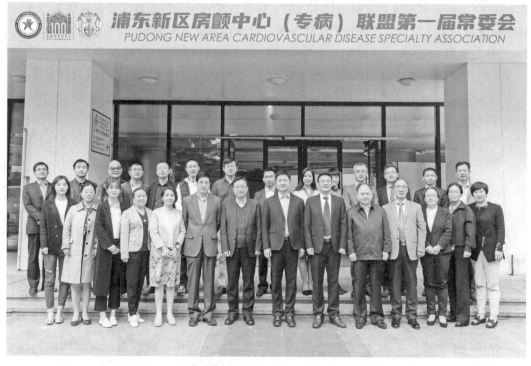

图 5-2　浦东新区房颤中心(专病)联盟第一届常委会

联盟建设主要包括以下内容：①通过签署合作协议,明确牵头单位与核心单位、成员单位的合作方式和责任、权利、义务,并建立管理体系。制定并组织实施专科(专病)临床分级诊疗工作方案。②建立联盟内转诊机制、提升双向转诊平台功能,优先落实联盟内转诊的门诊和床位资源,确保患者在联盟内的合理流动,为患者提供便捷、规范、连续的专科服务。联盟以东方医院和区域内二、三级医院,社区医院共建房颤中心联合筛查点,心电会诊中心为依托,把房颤筛查活动常规化,筛出的患者转诊至心律失常诊疗中心门诊,开辟就诊绿色通道,有力推动形成"基层首诊、双向转诊、急慢分治、上下联动"的分级诊疗模式。③通过学术引领、业务指导、服务协同、技能帮扶、教学查房、进修培训、技术推广、联合攻关、科研协作、牵头和核心单位下沉开设专科(专病)门诊等方式,将优势技术逐级下沉,提升联盟内各单位的专病临床服务能力和水平,实现服务同质化。④依托浦东新区卫健委区域健康档案平台、区域影像平台、区域临床检验平台、区域心电平台、区域双向转诊平台,建设区域专科(专病)临床数据库,逐步实现各成员单位之间的临床资源上下贯通,流程质控统一规范。⑤建立具有浦东新区特色的房颤专病管理体系,浦东有浦东的人口学特征,联盟要全面准确调查浦东的流行病学数据,逐步提高浦东新区房颤患者的筛查率、抗凝率,大幅度降低房颤的致死性致残性,鼓励构建"联盟—核心医院—社区卫生服务中心—街镇居委会"四位一体全覆盖的房颤综合管理模式,积极探索一套科学的、规范的、全程的、具有浦东新区特色的房颤专病综合管理体系。⑥联盟带领各联盟单位的医护人员全面普及房颤疾病知识,提高公众认识。

砥砺新征程,奋进新时代,浦东新区房颤中心(专病)联盟成立后,将牢记造福房颤患者之初心,继续努力落实《健康中国行动(2019—2030 年)》相关任务,全面贯彻两部委颁布的《心房颤动分级诊疗服务技术方案》,领航浦东新区房颤管理事业发展! 在政府、学会的支持下,在联盟内各级医疗单位、各联盟委员、专家的共同努力下,推进浦东新区心血管健康进程,造福广大浦东百姓,构建健康浦东!

参考文献

[1] 中华医学会心电生理和起搏分会,中国医师协会心律学专业委员会,中国房颤中心联盟心房颤动防治专家工作委员会. 心房颤动:目前的认识和治疗建议(2021)[J]. 中华心律失常学杂志,2022,26(1):15-88.

[2] 黄从新,张澍,黄德嘉,等. 心房颤动:目前的认识和治疗的建议—2018[J]. 中国心脏起搏与心电生理杂志,2018,32(4):315-368.

[3] 国务院办公厅. 国务院办公厅关于印发中国防治慢性病中长期规划(2017—2025 年)的通知[EB/OL]. (2017-02-14)[2022-03-15]. https://www.gov.cn/zhengce/content/2017-02/14/content_5167886.htm.

[4] 顾剑云,陈治松,徐文俊. 上海部分地区非瓣膜性心房颤动患者使用华法林抗凝治疗现状调查[J]. 国际心血管病杂志,2015,42(04):288-290.

[5] 费民忠,王彩虹,魏勇,等. 上海农村心房颤动患者抗栓治疗现况调查[J]. 内科理论与实践,2018,13(04):236-239.

[6] 戚玉勤,金雪娟,李双,等. 上海市社区老年人群心房颤动的流行病学特征及抗凝治疗现状调查[J]. 中国临床医学,2018,25(1):1-4.

[7] 倪岚,薛锦花,薛峰. 上海市浦东新区全科医生心房颤动认识的现状调查[J]. 中华全科医师杂志,2018,17(11):895-900.

第二篇
房颤分级诊疗篇

第 六 章　浦东新区心电网络平台建设和房颤分级诊疗

第 七 章　浦东新区各级医院功能定位及房颤双向转诊标准

第 八 章　三级医院房颤管理和团队建设

第 九 章　社区卫生服务中心房颤管理和团队建设

第 十 章　全专结合：房颤分级诊疗探索和实践

第十一章　浦东新区房颤"四位一体"管理新模式的思考

第十二章　全科医生房颤管理培训体系的建立

第十三章　房颤绿色转诊通道实战案例一

第十四章　房颤绿色转诊通道实战案例二

第十五章　房颤绿色转诊通道实战案例三

第六章 · 心 · 房 · 颤 · 动 · 分 · 级 · 诊 · 疗

浦东新区心电网络平台建设和房颤分级诊疗

王晓丽

房颤是临床最常见的心律失常，随着人口老龄化，房颤的发病率持续升高，对公共卫生产生了重大影响。通过探索建设浦东新区房颤分级诊疗信息平台，推进形成以患者为中心的房颤"防、诊、治、访"的闭环管理，可以提高相关人群的生活质量。

本房颤分级诊疗信息平台包含四大系统：临床辅助决策系统、智能转诊系统、专病大数据中心及单病种质控系统。标准化的数据治理过程(图 6-1)是以上四大系统得以运营的基石。基于此，本章将首先介绍浦东新区的数据治理过程，继而展开对于四大系统的说明。

一、数据治理

(一) 数据来源

1. 横向：覆盖医院业务系统、院外随访信息

房颤分级诊疗信息平台收取数据的范围覆盖医院的各业务系统，包括医院信息系统(hospital information system，HIS)，实验室信息管理系统(laboratory information management system，LIS)，电子病历(electronic medical records，EMR)系统，医学影像存档与通信系统(picture archiving and communication system，PACS)等，以及院外智能随访系统追踪记录的患者居家治疗信息。

2. 纵向：贯穿分级诊疗的三级医疗机构、转诊信息

房颤分级诊疗信息平台贯穿各社区卫生服务中心、二级医院、三级医院，继而连接医保及公共卫生数据，从而获得本区域内以患者为单位的医疗信息全集，建立居民电子健康档案。同时，通过智能转诊系统能够收集患者在此三个级别的医疗机构中流转的信息：包括转诊单中所需填写的标准内容，双向转诊的时间和病情情况。

(二) 数据治理

1. 数据集成

数据对接获取是数据集成的前置条件，可以直接对接各原生系统，或对接第三方厂

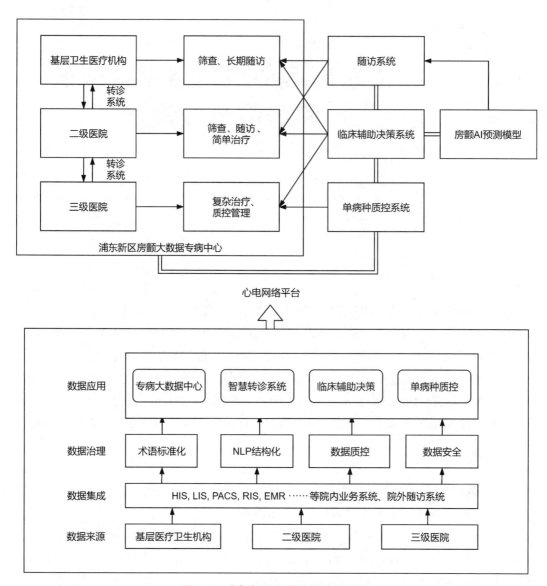

图 6-1　房颤标准化的数据治理过程

商，如临床数据中心（clinical data repository，CDR）后再集成。

数据集成步骤：①对标标识原始数据库；②生产标准化的基础数据层，将各表数据进行关联；③对非医学内容进行标准化；④对集成的内容进行质控。

2. 数据归一

医学内容的归一包括诊断、药品、检验、手术操作、检查方式等。为形成可用的数据，以上各模块的数据需经过复杂的归一化过程。以药品归一为例，药品有通用名、商品名、化学名、英文名之区分，同一药品亦有厂商、规格、剂型之差异。通过医保局、国家药监局及世界卫生组织（World Health Organization，WHO）等官方来源，获取基本药物目录、国家及各省市医保药品目录、国家药品编码本位码信息、WHO ATC 等行业术语集，将不同术语集中表达相同含义的药品进行同义概念归一,不仅要将不同厂商不同商品名、英文名的药品统一映射到该药品的通用名上,还要将剂型约束作为映射条件从而形成精确映射(图 6-2)。

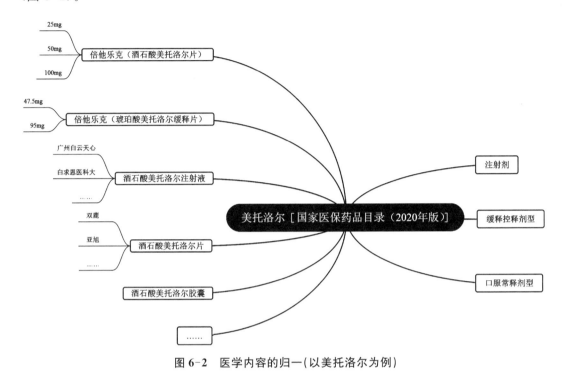

图 6-2 医学内容的归一(以美托洛尔为例)

非医学内容的归一:患者籍贯及联系地址、性别、学历、职业、婚姻状况、联系人与患者关系等相关字段。此部分内容的归一对于形成区域内以患者为中心的数据同样至关重要,尤其在串联房颤患者在社区卫生服务中心、二级医院、三级医院就诊记录、匹配院外随访数据的过程中,非医学内容的归一为形成该患者的完整“数据湖”提供了强有力的支撑。

3. 数据结构化

数据结构化是从复杂文本中再提取信息的过程。复杂文本包括 EMR 中的入院记录、手术记录,PACS 中的影像学检查报告,LIS 或病理文书系统中的病理报告等。以心脏超声报告为例,如报告写作“肺动脉瓣环 1.78 cm……估测瓣膜压差 13 mmHg(1 mmHg=0.133 kPa)”,除了识别指标“肺动脉瓣环径”的值为“1.78 cm”之外,通过数据结构化还可识别出“肺动脉狭窄”,即跨瓣压差大于 10 mmHg。实现诸如此类的信息再提取依赖人工智能技术——自然语言处理(natural language processing,NLP)。

自然语言处理由两部分组成。①理性主义方法:首先完成词法、句法、语义分析;②经验主义方法:继而通过建立数学模型解析文书,通过机器学习不断优化模型的参数,扩大其适用范围。进一步利用浦东新区房颤大数据充分优化模型参数,大大提高了文本解析效果。

二、临床辅助决策

1. 精准诊疗，均质化服务

临床辅助决策系统(clinical decision support system，CDSS)渗透患者诊治过程的每一个触点，涵盖患者分诊、房颤筛查、病情评估、治疗、治疗效果评估及转归的全流程(图6-3)，旨在为患者提供各触点上的均质化医疗服务。临床辅助决策系统基于临床指南，将知识结构化、规则化之后引入搜索推理之中，并以知识卡片的形式呈现出每一个触点上所需的临床知识，促使医护人员遵循指南中的提示提供医疗服务，最终达到医疗服务均质化的目的。

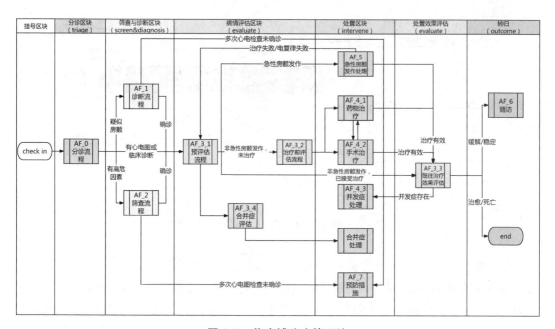

图6-3 临床辅助决策系统

以房颤筛查为例，根据2016年欧洲心脏病学会(European Society of Cardiology，ESC)指南：年龄≥65岁者，推荐通过脉搏触诊或心电图节律来进行房颤的机会性筛查。通过浦东新区卫生信息平台建立的居民电子健康档案，精准定位65岁及以上的患者，社区卫生服务中心定期向其提供筛查及筛查科普活动，疑似房颤的患者安排至就近社区卫生服务中心给予诊断及病情评估。

2. 房颤风险模型，医患互动

鉴于房颤患者不良事件发生率在开始诊断和治疗的前四个月内较高，因而除了定期的社区筛查，早期对房颤患者进行识别尤其重要。为此，CDSS提供对于新发房颤的预测，将识别达到一定预警分数的患者，并通知就近的医联体中心医院，医生收到提示后在手机端查询患者病情信息作出响应，患者可以通过手机查看医生的线上解答，或预约进一步的诊断和病情评估。

三、转诊系统

房颤分级诊疗信息平台对房颤患者的双向转诊起到保障作用。初诊医院与接诊医院借由转诊系统实时掌握患者信息,系统预填在减轻医生的工作量、减少人为填写错误的同时,起到跟踪患者、串联以患者为单位的数据流的作用,确保患者向上、向下转诊的流畅与到位。

1. 向上转诊

基层卫生医疗机构的医生借助 CDSS 评估病情之后,对病情复杂需要二级或三级医院处理的患者进行向上转诊。比如,一患者在东明社区卫生服务中心确诊为"非瓣膜性房颤、高血压 2 级高危",病情评估为 $CHA_2DS_2\text{-}VASc$ 评分≥4 分,HAS-BLED 评分≥3 分,对接 CDSS 的转诊系统自动预填转诊单中的标准内容、对接的二级及以上医院,医生确认内容后将其转至上海市东方医院,患者在接诊医院行经皮左心耳封堵术。

2. 向下转诊

向下转诊一直是分级诊疗中的痛点,切实做好向下转诊工作,既能缓解三级医院医疗资源紧张的问题,也有助于患者在合适的医疗机构中获得长期优质的医疗服务。上文中的患者手术后病情逐渐稳定,通过转诊系统智能开具的转诊单联系下级医院。医生借CDSS 视图与患者充分沟通后,由接诊医院进行后续的康复、长期的随访管理。

四、专病大数据中心

专病大数据中心通过构建可用的"数据湖",由流行病学家主导数据挖掘,形成证据等级更高的临床知识,从而反哺临床实践,改善房颤患者的结局。基于专病大数据不仅可以在区域内进行观察性或干预性研究,探索药物有效性与安全性,也便于形成真实世界证据,如描述医生和患者的客观行为或进行药物经济学研究。不同类型的数据中,随访数据通常是各类研究得以开展的基础。同时,随着"以患者为中心"逐渐成为医改的价值主张,房颤患者的长期随访成为提高患者生活质量的最重要举措之一。因此,专病大数据中心强调随访数据的收集、智能随访功能的开发。房颤分级诊疗信息平台融入智能语音随访技术与 NLP 处理患者反馈的病情,一方面能够满足研究所需,另一方面能够提高患者对于随访方案的依从性,进而有助于患者生活方式的改变,降低房颤并发症的发生概率。

五、单病种质控

既往信息化建设过程中,常出现管理性质的应用系统缺如的问题,区域卫健委对于全区卫生业务开展情况无法有效监管,不便管理决策。单病种质量管理是一种标准化的,以病种(或手术)为单位进行的全程医疗质量管理的新方法,它以明确诊断标准的单一疾病(或手术)为一个评价单位,通过对疾病诊疗全过程实施标准化控制,达到提高医疗质量、促进医疗资源合理利用的目的。针对"房颤"病种的详细的过程质控点位如下(表 6-1)。

表6-1 房颤质控点位

质控点位	简介
质控对象	包含心血管系统疾病单病种"房颤（AF）"过程质量管理，能够满足主要诊断 ICD-10 编码：I48 的出院患者。并排除：①参与临床药物与器械试验的病例；②有记录过不列入质控管理的病例；③本次住院超过 90 天的病例
运营	系统能够根据设定的质控指标自动核查病历中未完善的评估、检验检查及治疗并作出实时提醒。展示房颤患者人数、房颤患者人次、平均住院天数、平均住院费用等指标
诊断	入院病情评估：EHRA 评分评估房颤患者症状严重程度，$CHADS_2$、CHA_2DS_2-VASc 评分工具评估房颤患者脑卒中风险，HAS-BLED 评分评估房颤患者出血风险、是否为血流动力学不稳定性房颤等评估的提醒，心脏标志物、血脂等检验项目以及心电图、动态心电图、经胸超声心动图、胸片等检查项目的提醒
治疗	药物处理：包括抗凝药物、抗心律失常药物、ACEI/ARB、β受体阻滞剂、醛固酮拮抗剂的建议以及是否存在禁忌证的提醒
	非药物处理：包括房颤导管消融治疗（含冷冻或热球囊等）、左心耳封堵治疗符合适应证的提醒，并实时统计治疗方法、治疗并发症、切口愈合情况
宣教	给出住院期间健康教育与出院时健康告知五要素的提醒，出院前五要素告知比例展示
出院	出院后是否继续使用抗凝药物，明确长期口服抗凝药的比例、房颤卒中预防比例
转归	离院方式，以及患者对于服务的评价

参考文献

[1] Guo Y，Tian Y，Wang H，et al. Prevalence，incidence，and lifetime risk of atrial fibrillation in China：new insights into the global burden of atrial fibrillation[J]. Chest，2015，147(1)：109-119.

[2] Kirchhof P，Benussi S，Kotecha D，et al. 2016 ESC Guidelines for the management of atrial fibrillation developed in collaboration with EACTS[J]. European Heart Journal，2016，37(38)：2893-2962.

[3] Miyasaka Y，Barnes M E，Bailey K R，et al. Mortality trends in patients diagnosed with first atrial fibrillation：a 21-year community-based study[J]. Journal of the American College of Cardiology，2007，49(9)：986-992.

[4] 中华医学会心电生理和起搏分会，中国医师协会心律学专业委员会，中国房颤中心联盟心房颤动防治专家工作委员会. 心房颤动：目前的认识和治疗建议（2021）[J]. 中华心律失常学杂志，2022，26(1)：15-88.

浦东新区各级医院功能定位及房颤双向转诊标准

陈　婕　杨　兵

党的十八大将"人人享有基本医疗卫生服务"作为新时期卫生工作改革与发展的目标,围绕"保基本、强基层、建机制"原则,着力解决人民群众"看病难、看病贵"问题。随着卫生事业改革与发展各项工作的推进,截至"十二五"末,居民健康水平大幅度提升,基本医疗保障覆盖面和水平显著改善,疾病负担得以缓解,基本医疗保障制度、基本医疗公共卫生服务、基层医疗卫生机构建设发展和公立医院改革等各领域均取得了显著成效。在此基础上,分级诊疗试点全面开展,上下游医疗服务走上新"风口"。

然而,伴随老龄化、城镇化等社会经济转型过程,居民基本健康需求增长迅速,呈现出多样化特点,主要体现在现有医疗服务体系布局不完善、优质医疗资源不足和配置不合理,不能有效满足激增的预防、治疗、康复、护理等服务需求。浦东新区将在"十四五"期间,进一步推进以家庭医生为基础、区域性医疗中心为支撑的分级诊疗体系建设,开展新一轮社区卫生服务机构功能提升与优化工程建设,打造社区康复中心,强化医防融合、全专结合的全生命周期健康服务。为此,在《心房颤动分级诊疗技术方案》基础上,需细化浦东新区不同级别医疗机构功能定位。

一、浦东新区不同级别医疗机构的功能定位

(一) 浦东新区房颤中心(专病)联盟

在浦东新区卫健委的领导下,充分发挥牵头单位在房颤诊疗领域的领军、示范作用,整合浦东新区各级医疗机构优势资源,建立房颤单病种管理体系,优化可落地的房颤综合管理方案,推进房颤管理信息化建设和大数据平台建设。逐步提升各医疗单位在区域内专病服务能级,实现区域内各单位资源共享、流程统一、规范质控、高效协同。

(二) 联盟牵头单位

上海市东方医院和周浦医院为浦东新区房颤中心(专病)联盟的牵头单位。主要为有严重基础疾病及严重并发症、手术适应证的房颤患者,制定个体化的诊疗方案,并提供高

质量的诊疗服务；牵头单位需制定浦东新区房颤中心(专病)联盟发展规划,指导、培训区域核心医院和基层医疗机构管理病情稳定的房颤患者；对各级医疗机构进行技术指导、业务培训和质控管理；建设并协助新区卫健委管理远程心电网络中心,完善房颤专病区域数据库,并对区域内房颤单病种管理工作进行质控。

(三) 区域核心医院

区域核心医院包括但不限于上海市浦东新区人民医院、上海市浦东医院、上海市浦东新区浦南医院、上海市浦东新区公利医院和上海市第七人民医院五家医院。主要为病情稳定者提供治疗、康复、随访等管理工作,为病情稳定的房颤患者提供个体化规范治疗。建立房颤专病档案,加入浦东新区远程心电网络和浦东新区房颤中心(专病)联盟。与所在区域医联体社区卫生服务中心和牵头单位建立绿色转诊渠道,指定双向转诊具体联系人和负责人。在牵头单位的带领下,建设房颤专病管理医护团队,逐步实现三级医院应当具备的房颤专病管理和诊治功能,为区域内房颤患者提供高质量服务。

(四) 基层医疗机构

基层医疗机构包括但不限于浦东新区 47 家社区卫生服务中心、两家中医院。基层医疗机构的主要职责为根据自身条件,做好基层房颤防治宣教、筛查诊断、双向转诊、接续治疗、康复和随访等工作。与所在区域核心医院和牵头单位建立绿色转诊通道,指定双向转诊具体联系人和负责人,建设房颤专病管理医护团队。建立房颤专病档案,加入浦东新区远程心电网络和浦东新区房颤中心(专病)联盟。

二、浦东新区各级医院房颤双向转诊标准

房颤的特点可以概括为四个字"险、多、低、重",即卒中风险高,房颤患者多,抗凝治疗率低,疾病负担重。房颤的疾病性质决定了它是开展分级诊疗制度建设的良好场景,可以很好地匹配"基层首诊、双向转诊、上下联动、急慢分治"的医疗服务格局和分级诊疗模式,深化分级诊疗立体化网络体系,扩大房颤中心建设覆盖面,为广大房颤患者提供连续性诊疗服务,保障患者健康权益。

(一) 房颤分级诊疗目标

引导医疗机构落实功能定位,充分发挥不同类别、不同级别医疗机构的协同作用,规范房颤患者临床诊疗行为,加强对房颤患者的全程管理,改善房颤患者预后。

(二) 浦东新区房颤分级诊疗路径

浦东新区房颤分级诊疗路径见图 7-1。

(三) 浦东新区各级医院房颤双向转诊标准

1. 房颤双向转诊

房颤专病管理和分级诊疗的核心步骤为通过建立基层医院全科医生和上级医院心律失常专科医生间的无缝链接,实现全科医生全程优质管理患者的优势,和心律失常专科医生解决复杂疑难危重问题的技能优势互补,逐步提高基层全科医生的专病服务能力,真正

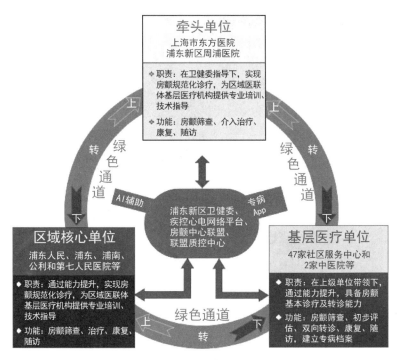

图 7-1　浦东新区房颤分级诊疗路径

实现全员、全程、全域、高质量、同质化房颤专病管理。

　　2. 浦东新区内上转的定义

　　浦东新区内上转指基层医疗机构转诊至各区域核心医院和/或牵头单位(东方医院/浦东新区周浦医院),各区域核心医院转诊至牵头单位,在上级医院完成专科评估和治疗。上转标准如下。

　　(1)初诊(首次诊断的房颤)或疑似房颤(阵发性房颤发作间歇期可能)的患者。

　　(2)患者出现病情变化,如基础疾病加重,经治疗不能缓解,或出现严重并发症,如血流动力学紊乱、血栓栓塞、抗凝出血情况、心力衰竭、心绞痛等。

　　(3)基层医疗卫生机构不能提供房颤中医辨证治疗服务时,或经中医药治疗疗效不佳者。

　　(4)符合介入诊疗和手术适应证者,包括导管消融、左心耳封堵、外科治疗等。如区域医疗中心未开展该项技术,应转诊至牵头单位东方医院或浦东新区周浦医院。

　　3. 浦东新区内下转的定义

　　浦东新区内下转指牵头单位下转至各区域核心医院,或各区域核心医院转诊至基层医疗机构。在上级医院心律失常专科医生指导下,完成接续治疗、定期评估、患者教育、康复和随访等工作。下转标准如下。

　　(1)患者病情稳定,治疗方案明确,并发症控制良好,需常规治疗、康复和长期随访。

　　(2)患者介入治疗完成,协助围手术期管理和随访。

　　(3)进行临终姑息治疗的终末期患者。

三、房颤分级诊疗双向转诊流程

房颤分级诊疗双向转诊流程见图7-2。

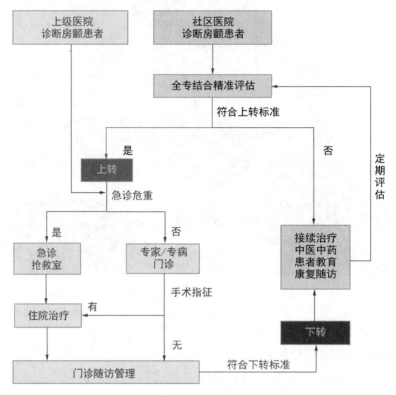

图7-2　房颤分级诊疗双向转诊流程

四、签约、建档及随访

目前,过度集中的就医人群和有限的医疗资源之间的矛盾,亟需从制度层面进行化解,逐步形成科学合理的就医秩序:小病在社区、大病进医院、康复回社区。

(一)点对点对接社区建档

房颤患者在上级医院治疗后,根据上级医院制定的个体化康复处方,回到社区签约医生处建档、管理,开展健康评估,实施健康管理方案,通过家庭医生预约、转诊,患者可享受房颤全程、专业的健康服务。

(二)以点带面推动社区随访

对能够纳入分级诊疗服务的患者,建立房颤专病管理档案后,在上级医院和联盟的指导下,实施专病管理及随访,并进行质控管理。对开展签约服务的家庭医生,社区卫生服务中心内部、上级医院及区域性医疗资源共享平台等应全方位协同支持,以提升家庭医生随访服务能力。

参考文献

［1］马小利,戴晓峰.新医改背景下我国分级诊疗实践及问题分析［J］.中国医院管理,2017,37(10)：22-24.

［2］国务院办公厅.国务院办公厅关于推进分级诊疗制度建设的指导意见［EB/OL］.(2017-04-26)［2022-03-11］.http://www.gov.cn/zhengce/content/2017-04/26/content_5189071.htm.

［3］赵斌,李蔚.分级诊疗的实现路径［J］.中国社会保障,2016(5)：74-75.

［4］秦环龙.绩效改革撬动医院转型发展［J］.中国医院院长,2015(13)：28-30.

［5］季庆英.上海医务社会工作的发展回顾［J］.中国卫生资源,2015,18(6)：434-437.

第八章

· 心 · 房 · 颤 · 动 · 分 · 级 · 诊 · 疗

三级医院房颤管理和团队建设

宁忠平

一、国内房颤管理现状

据统计,2020 年我国老年人口达近 2.5 亿,5 年后 60 岁以上人口将达 3 亿,老龄化水平达 17.17%,而高血压、房颤等慢性病占人群死因的 86.6%。中国心血管病流行病学多中心协作研究显示,按年人口估计,全国房颤患者高达 800 万以上,我国房颤患者的年龄标化死亡率在近 20 年中增长了约 60%。在前 10 位死亡原因中,因循环系统疾病死亡者占死亡序列第 2 位,房颤的患病率随年龄增长而增加,中国成人(年龄≥45 岁)房颤患病率为 1.8%,中国人口结构和生活方式正在发生巨大变化,我国的房颤知晓率和治疗不足,国内迫切需要制定以预防、诊断、认识和治疗房颤为重点的国家战略。

现有的房颤管理仍然存在诸多亟待解决的问题:一方面,房颤患者对自身疾病的知晓率和治疗率很低,有经验的专业心律失常医生非常紧缺,非心律失常亚专业的临床医生对房颤的认识不足,甚至完全不了解房颤的危害,导致许多患者漏诊误诊;另一方面,房颤药物治疗不规范,抗凝治疗率远低于全球水平,手术或新型技术仍须普及,房颤长期管理十分欠缺。

二、三级医院房颤管理

(一) 房颤患者系统管理

依据现有房颤治疗指南,三级医院需建立一体化的房颤管理项目,对房颤患者进行系统管理。自患者进入房颤门诊,医生需要对其进行心电图、动态心电图、心脏超声、甲状腺功能、肝肾功能等检查,再由专业护士采集患者的病史,为患者普及房颤知识和可能出现的合并症,然后医生根据每个患者的症状、房颤类型、脑卒中风险等评价患者的临床状态,并依据指南提供最恰当的治疗建议。患者需要在门诊第 3、6、12 个月时复诊,以后每 6 个月复诊,并且在需要时随时与专业护士联系。

（二）规范化诊疗流程

合理规范的房颤诊疗流程，不仅能有效提高房颤管理团队的效率，提高治疗与预防水平，同时能提升门诊及住院患者的满意度。以患者为中心的规范流程集中体现在以下五个方面。

1. 规范门急诊接诊患者的流程

房颤门、急诊的配套功能区域设置及标识需清晰可见，在医院门、急诊的入口，以及在门诊大厅、医院内流动人群集中的地方均应设置醒目的房颤中心或房颤门、急诊的指引和标志，旨在为不熟悉医院环境的房颤患者能顺利找到目的地。

2. 对不同类型、不同风险程度的患者提供个体化的治疗方案

无论门诊、急诊及收住院的房颤患者，首诊医师需对其进行出血风险（HAS-BLED）及CHA_2DS_2-VASc 评分，结合患者的风险评分，严格按照房颤治疗指南进行个体化治疗。同时要求接诊医生用 5 分钟左右的时间对患者进行房颤宣教工作（主要内容为对房颤疾病的认识、房颤的危害、房颤的治疗及管理），并发放医院统一制定的房颤宣教手册。

3. 规范住院患者脑卒中风险预防，明晰华法林等抗凝药物的使用

住院患者在院内时间充裕，医护人员需全面了解患者的危险因素、诊断、用药情况、手术情况等，积极与患者沟通，教育患者进行自我管理，学会监测脉搏、使用华法林等抗凝药物。可制定相应的数据库，并确保数据库的真实、客观、准确，确保数据的溯源性，从而为科学、规范化的房颤管理提供有力的保障。

4. 规范社区房颤管理及健康宣教

三级综合医院除了在医疗技术水平（如房颤的射频消融术、左心耳封堵术）等方面为患者提供服务外，三级医院专家也可到社区医院开展门诊、义诊及宣传教育活动，通过三级综合医院—社区卫生服务中心全科专科医师联合，将房颤管理下沉到基层，进行更精准的分级诊疗和双向转诊，提高房颤患者的药物治疗率、服药依从性，有利于改善患者预后及房颤综合管理。

5. 房颤患者的术后用药随访

导管消融术后的患者（包括冷冻消融及射频消融），如果服用华法林，起始时一般 1 周复诊 1 次以监测国际标准化比值（international normalized ratio，INR）变化。经过 4 周，INR 基本稳定后改为半月 1 次。再过 1 个月，如果 INR 一直比较稳定，可以改为每月到门诊复诊 1 次。如服用新型口服抗凝药物的患者，术后第 1、3、6、12 个月来院复诊，此后每年复诊 1 次。所有患者 1 个月复诊时检查常规心电图、血常规，3 个月复诊时检查动态心电图及心脏彩超，6 个月复查时检查常规心电图、血常规、肝肾功能等。第 12 个月复查心电图、动态心电图及心脏彩超。以后每半年复查时均需检查心电图、动态心电图、血常规、肝肾功能、凝血功能，每年均需查心脏彩超。

左心耳封堵术后的患者：术后 45 天、6 个月、12 个月复诊，以后每年到院复诊，术后45 天复诊时复查经食管心脏超声或左房 CT 血管造影，根据结果，调整术后抗凝用药，一年后如无其他合并疾病，经医生评估后可停用抗凝及抗血小板药物。

三、三级医院团队建设

近年来，随着医院管理理论的不断发展，医院科室的团队建设日益受到重视，学科建设直接反映医院的学术地位、医疗水平以及核心竞争力，学科建设有利于提高医院的科研创新能力和核心竞争力，有利于高层次人才培养，有利于医疗资源优化配置与有效利用，有利于全面提升服务质量和水平。学科建设对提高医院实力和竞争力，具有重大意义。人才和学科是医院发展的双轮，两者相辅相成，大力引进高层次领军人才，是优化学科结构，突破发展瓶颈的有效手段。

科室团队的合理规划，有利于建立健康人才梯度，同时能够为医院的科技创新奠定基础。科室团队的人才梯度建设应结合学科布局，引进符合科室团队建设需要的多层次人才，将学科以及亚学科组的特色与人才专长结合，利用人才优势形成学科优势。通过人才引进模式，使心脏学科临床和科研能力得到加强。同时，应坚持以人为本，使科室人员有对应的发展平台，实现个人成长机会，支持其提高专业素养和独立思考能力，增强自身价值；建立并明确科室发展目标，科学分析科室人才、技术、设备等软硬条件、竞争环境和学科发展趋势，制订科学合理的中长期发展目标，明确科室未来发展方向；通过科室的团队建设，打造高效医疗团队，提高工作主动性、协作性和创造性，促进科室各项工作持续进步。

多学科合作是房颤建设管理的重要组成，要打破专业壁垒，建立多学科诊疗（multidisciplinary treatment，MDT）团队，从而实现协作共赢。MDT 团队的建立不仅汇聚了神经内科、老年科、急诊科、内分泌科、放射科等多学科精英，还从全院的层面协调各职能部门，如医教部、设备部、财务部、公共事业部等，共同参与房颤的综合管理，最大限度整合了医院门诊、急诊、心内科、心外科、老年病科、干部病科、超声科、检验中心等多学科资源，为房颤患者提供了多学科个性化的诊疗方案。MDT 团队的建立通过对医疗资源的整合建立起区域协同诊疗体系，进一步提高了基层对房颤的整体诊疗水平。

参考文献

[1] Du X, Guo L, Xia S, et al. Atrial fibrillation prevalence, awareness and management in a nationwide survey of adults in China[J]. Heart,2021,107(7)：535-541.

[2] Guo Y, Wang H, Tian Y, et al. Time Trends of Aspirin and Warfarin Use on Stroke and Bleeding Events in Chinese Patients With New-Onset Atrial Fibrillation[J]. Chest,2015,148(1)：62-72.

[3] Wang Z Z, Du X, Wang W, et al. Long-term persistence of newly initiated warfarin therapy in Chinese patients with nonvalvular atrial fibrillation [J]. Circulation-Cardiovascular Quality and Outcomes,2016,9(4)：380-387.

[4] Mazurek M, Huisman M V, Rothman K J, et al. Regional differences in antithrombotic treatment for atrial fibrillation：insights from the GLORIA-AF Phase Ⅱ registry[J]. Thromb Haemost,2017,117(12)：2376-2388.

[5] Hindricks G, Potpara T, Dagres N, et al. 2020 ESC guidelines for the diagnosis and management of

atrial fibrillation developed in collaboration with the European Association for Cardio-Thoracic Surgery (EACTS)[J]. European Heart Journal,2021,42(5)：373-498.

[6] 黄从新,张澍,黄德嘉,等.心房颤动：目前的认识和治疗的建议—2018[J].中国心脏起搏与心电生理杂志,2018,32(4)：315-368.

[7] Hsu J C，Maddox T M，Kennedy K F，et al. Oral anticoagulant therapy prescription in patients with atrial fibrillation across the spectrum of stroke risk：insights from the NCDR PINNACLE registry [J]. Journal of the American Modical Association Cardiology,2016,1(1)：55-62.

社区卫生服务中心房颤管理和团队建设

周礼清

一、社区房颤患者筛查及档案建立

随着人口老龄化,房颤的发病率和患病率呈上升趋势,而其中无症状房颤占比 1/3 以上,所以在社区根据不同筛查条件针对房颤高危人群进行常规筛查,对房颤的防治而言意义重大。社区高危房颤患者的筛查工作可由全科医生对辖区居民进行,对有高血压、心力衰竭、心脏瓣膜病、高脂血症、脑卒中、冠心病、肾功能不全与睡眠呼吸暂停低通气综合征等疾病的居民进行重点筛查,脉搏触诊是最经济简便的筛查方法,还可以通过 12 导联心电图、简易心电筛查机器(单导联心电图)、穿戴式心电筛查机器、动态心电图等检查进行体检初筛,而超长时程动态心电图更容易捕获隐匿性房颤、阵发性房颤以及其他类型心律失常。筛查场景包括门诊、老年人体检、病房、下社区村居委或家门口服务站等。筛选出的高危人群由社区全科医生进行首诊并采集病史,建立房颤档案,并由专人管理及更新档案信息。档案内容包括患者基本信息、房颤病程、发作频率、伴随症状、合并疾病及用药信息、抗凝药物使用情况等,以及心电图结果、心超报告、外周血常规、肝肾功能、电解质、甲状腺功能等相关检查报告,并进行 CHA$_2$DS$_2$-VASc 评分及 HAS-BLED 评分。

二、社区卫生服务中心房颤团队建设

(一)房颤团队组织结构

房颤的综合管理需要跨学科团队协作共同制定个体化治疗路径,基层医疗机构房颤管理工作需要专业过硬的管理团队,社区卫生服务中心应建立房颤管理团队,该团队由房颤管理经验丰富的全科医生、药师、护士以及公卫人员组成。上级医院心血管内科专科医生、抗凝药师作为技术支持也可参与其中,他们在参与社区房颤专病门诊、转诊工作的同时能够帮助团队成员提高房颤的诊治能力,最终使社区医院具有与上级医院同质化的房颤管理水平。

社区卫生服务中心可选择对房颤感兴趣、具有一定房颤管理经验的医务工作者2～5人加入房颤团队,具体团队人员数量应根据各基层医院实际情况而定,不追求团队人员数量,而要重视质量。

团队成员的职责分工如下:①全科医生是团队中的核心成员,其工作内容包括对辖区内具有房颤高危因素的居民进行筛查,通过社区房颤门诊、家庭医生签约、重点患者定期随访、健康讲座等工作管理辖区内的房颤患者;②社区医院应选择1～2名药师参与到房颤管理中来,与全科医生一起参与房颤门诊工作,协助全科医生对房颤患者(尤其是服用抗凝药物的患者)进行用药宣教、制定用药方案;③护士参与房颤门诊患者的预约,对新诊断的患者进行建档、综合评估和普及房颤知识,对于需转诊至上级医院或病情稳定转至社区的房颤患者做好转诊记录;④社区慢病管理人员也可参与到房颤工作中来,负责房颤患者网络建档、电话随访及健康教育,协助全科医生动态监测患者的用药依从性、INR 达标率及脑卒中、出血风险;⑤上级医院心血管内科专科医生、抗凝药师通过定期参与社区房颤门诊打通社区与上级医院的转诊通道,实现双向转诊。

(二) 提升团队能力建设

基层社区房颤团队的成员目前房颤管理经验还不足,需要上级医院医生给予持续的指导。建立基层社区团队成员与上级医院的互动机制有助于提高基层医疗机构房颤管理能力。

可定期开展的房颤教学活动包括:①团队成员在与心脏专科医生、药师共同开展房颤门诊时不断积累临床经验;②组织团队成员至上级医院房颤门诊、抗凝门诊跟诊,参与上级医院的教学查房、小讲课和病例讨论等活动;③上级医院医生定期在社区开展房颤教学工作,通过讲课、答疑、集体讨论等活动,不断提高团队成员的专业水平、优化房颤管理路径。

(三) 房颤团队的发展

基层社区卫生服务中心的房颤团队成员需要医教研协同发展:①鼓励有科研兴趣的成员申请课题,通过科学研究优化房颤管理;②部分社区卫生服务中心承担教学工作,可将房颤门诊等特色全专结合门诊工作纳入教学大纲,使学生对房颤全专结合有一定的了解。

在推进房颤分级诊疗的过程中,社区房颤团队建设是重要的一环。一支专业、优秀的房颤管理团队对于房颤患者急性心血管疾病和卒中的预防具有重要的意义。

三、社区卫生服务中心房颤管理

(一) 设立房颤全专结合门诊

基层医院中的全科医生承担着辖区内居民的首诊任务,家庭医生与签约居民建立了契约关系,承担着签约居民的健康筛查、健康宣教、诊疗、分级双向转诊及慢性病管理随访等健康服务,是有效践行三级诊疗的"守门人"。社区卫生服务中心由于连续、便捷的医疗服务性质成为慢性病管理的理想平台。房颤作为常见的心血管慢性疾病,同样适合在社区卫生服务中心进行管理。社区的房颤管理应以患者为中心，进行多学科协作综合管理。三级医院有着房颤管理的先进理念和技术，有不断创新与解决问题的诊疗与科研能力，基层社区医院可以依托三级综合医院，结合社区医院实际情况和居民需求，建立个性化、规范化的管理模式，使社区医院对房颤患者的管理更加精准、科学化。因此，可以设立社区与二、三级医院联合的房颤全专结合门诊，确立固定的门诊时间，由三级医院房颤专家及全科医生联合坐诊，将社区筛选出的房颤高危患者引流入房颤全专门诊就诊，完善房颤患者的疾病档案，并进行疾病评估，给予规范化治疗方案，设定随访时间及频率，必要时可转诊至二、三级医院行介入、手术干预。

（二）建立与二、三级医院协同管理平台

2020 年欧洲心脏病学会（European Society of Cardiology，ESC）的房颤管理指南提出了"CC to ABC"的房颤诊疗管理方案，即 A：抗凝/预防卒中；B：更好的症状管理；C：优化心血管危险因素及合并症管理。不同层级医院和不同学科领域内的相互协作与配合能够使房颤的管理质量逐步提升。故建立社区与二、三级医院协同管理平台，各司其职，评估房颤风险，动态追踪房颤患者的诊疗过程，完善辅助检查，能够为不同的房颤患者提供个体化的综合方案。设定随访机制，并且建立绿色转诊通道，为急症患者设立迅速转诊二、三级医院的转诊路径，形成上下联动、闭环管理的良性循环，能够为社区房颤患者提供长程有效的管理，提升患者对于全科医生的信任及治疗依从性，共同提升患者生存质量，提高居民健康素养。

（三）分级诊疗标准和双向转诊流程

参照国家卫健委和国家中医药局组织制定的心房颤动分级诊疗技术方案（国卫办医函〔2019〕710 号）中房颤分级诊疗标准和双向转诊流程。社区医院负责筛查、房颤宣教、稳定治疗、康复、长程管理随访。二、三级医院负责诊疗合并严重并发症的房颤患者，开展手术治疗，对社区医院进行专业培训、技术指导、质量控制。

上转建议：①疑似/初诊房颤的患者；②既往病情稳定，出现基础疾病加重，且有严重并发症（如血流动力学紊乱、血栓栓塞、抗凝出血情况、心力衰竭等）的患者；③有介入或手术指征的患者。

下转建议：①病情稳定的患者；②治疗方案已明确，需常规治疗和综合管理的患者。

参考文献

[1] 崔亦锴,汤日波.无症状心房颤动的筛查[J].中国心脏起搏与心电生理杂志,2020,34(06)：523-526.

[2] 王杏杰,沈慧,徐欢,等.超长时程动态心电图在心房颤动筛查中的应用分析[J].山西医药杂志,2019,48(14)：1685-1687.

[3] 刘艳丽,马力.社区心房颤动患者筛查及多学科协作的综合管理模式研究[J].中国全科医学,2020,23(07)：774-778.

[4] Hindricks G, Potpara T, Dagres N, et al. 2020 ESC Guidelines for the diagnosis and management of atrial fibrillation developed in collaboration with the European Association for Cardio-Thoracic Surgery (EACTS)[J]. European Heart Journal, 2021，42(5)：373-498.

第十章

·心·房·颤·动·分·级·诊·疗

全专结合：房颤分级诊疗探索和实践

杜兆辉

一、分级诊疗的背景和现状

大医院人满为患，基层医院门可罗雀的现象一直存在。三级医院有较多的优质医疗资源，专科权威，设施先进，精于专病和疑难杂症的治疗。但三级医院医生的时间和精力有限，急病、慢病一起看，更凸显医疗资源不足。而在基层医院，由于基础设施薄弱、医疗发展的既往政策限制以及居民的自由就医习惯，全科医生基本沦为"配药医生"，出现居民健康无人可守、社保费用无从管理的局面。为了破局，我国的医疗服务保障体系要实现分级诊疗，迫切需要将常见病、多发病、慢性病患者的长期管理转移到基层医院，而全科医生迫切需要提升自身相关技能水平，满足社区居民对常见病、慢性病的诊疗需求。按照国家关于推进分级诊疗的指导意见，基本原则是"基层首诊、双向转诊，急慢分治、上下联动"，希望建立一种诊疗模式聚焦患者的常见病、慢性病，首先由社区卫生服务机构的全科医生进行接诊或首诊，对于一些需要到综合性专科医疗机构进行就诊的，由全科医生进行转诊，这是分级诊疗的基本路径。

二、聚焦房颤

房颤是临床最常见的心律失常，与脑卒中、心力衰竭、心肌梗死关系密切，具有较高的致残率和致死率。近年来，受人口老龄化等因素影响，房颤全球发病率剧增。房颤是缺血性脑卒中、体循环动脉栓塞、心力衰竭和认知功能下降的重要病因，约50%的房颤患者无症状，许多房颤患者不能得到早期诊断、及时抗凝治疗，有25%的房颤相关脑卒中仅在脑卒中发生时才发现有房颤。

目前国家虽然制定了分级诊疗的方针，但是具体落地、探索还比较少，尤其是基层的房颤疾病分级管理。2019年国家卫健委颁发了《心房颤动分级诊疗技术方案》，国内部分区域成立房颤中心联盟，旨在整合优势医疗资源，提升各级医生对房颤的认知和管理能

45

力，并做好责任分工，明确全科医生和专科医生在房颤诊治上的职责和任务，以及界定房颤分级诊疗的临床指征。

做好房颤的分级管理，让更多早期的房颤患者被及时发现、规范治疗、有序转诊，是做好房颤管理的关键，也是我们近一阶段工作的重点。

三、关注房颤分级诊疗面对的挑战

房颤的分级诊疗因为既往的专科化诊疗模式的影响，存在诸多的难点，要实现分级诊疗，要关注以下四个方面的问题。

（一）分级诊疗指南

对于分级诊疗指南，上下级医院没有达成诊疗共识。综合性医院和社区服务机构在房颤的分级诊疗的界定，以及各级医务人员的责任分工上还不明确。诊疗服务要么"大而全"，要么"小而尖"，都不是合理的分级分工。

（二）使用技术

基层医院的诊断技术水平参差不齐。社区卫生服务机构的医务人员常用诊疗技术聚焦于常见病、慢性病。对于房颤等疾病的系统诊疗缺少规范性的培训，医务人员的诊疗能力和水平差异较大，要实现分级诊疗，就有必要做到对全科医生诊疗水平的同质化提升。

（三）药品的供给

基层医院由于国家基本药品制度的限制，在药物配置上相对综合性医院品种较少。一些常用的治疗房颤的药物如利伐沙班、达比加群酯、艾多沙班等，在社区无法配到。容易导致居民"因药反流"的情况，即因为社区没有相应药品，而不得不去三级医院复诊。

（四）检查检验项目

基层医院在开展的项目种类及质控上，仍需要加强。受制于设备和检查项目，一些房颤诊疗常用的技术在社区还没有规范开展，如凝血功能检查、Pro-BNP 检查等。

四、实现房颤分级诊疗的四个统一

在分级诊疗指南方面，实现在区域医疗联合体内达成诊疗共识，专家团队和全科医生建立一个诊疗共识。在适宜技术方面，尤其是心电图的诊断技术方面，加强全科医生和专科医生的培训和制定共识，使心电图技术的使用达到同质化。在药品的供给方面，尤其是抗心律失常药品、抗凝药等关键药品的使用上，基层医院和区域综合医疗机构的专科保持一致。在诊疗水平方面，检查检验项目和区域综合性医院在房颤诊疗上项目水平保持一致。

实现以上四个方面的统一，能够为房颤的分级诊疗打下了良好的基础。房颤的分级诊疗可以用"手掌模型"来比喻，"五指为专、掌心为全，专为全之延、全为专之融"，就是说五指代表着房颤诊疗的专科化内容，如左心耳封堵、射频消融、电复律等专科技术，而手掌是房颤在全科医生这里的诊疗范围，是房颤起始期、隐匿期、稳定期、康复期的治疗；掌指关节为房颤分级诊疗的分界点,手指部分由心血管专科医生诊治,手掌部分由全科医生处置管理。房颤应有分期的区别,而不能简单地说是大病还是小病。

五、房颤"全—专"联合门诊

为了更好地实现房颤的分级诊疗,部分区域成立房颤"全—专"联合门诊。在这个门诊上,专家每周下沉到社区卫生服务中心,全科医生作为主诊,心血管专家在旁边进行教学指导,完善治疗方案。全科医生将房颤患者预约到联合门诊,并纳入签约服务管理工作之中。

全科医生能够在联合门诊和专家进行充分的学习和提升。由全科医生负责联合门诊的预约,负责就诊患者诊疗信息的更新与医嘱的开具。在专家的指导下,由全科医生调整患者的诊疗方案并做好监督和随访。年轻的全科医生技能不断得到提升。上级医院的心血管专家定期下沉到社区开展房颤专病讲座,使全科医生在房颤临床指南的掌握上和专科医生保持一致,不断提升社区全科医生理论知识水平。全科医生除了在社区跟师门诊之外,也利用弹性的进修时间,到综合性医院心律失常诊疗中心学习。全科医生以3个月为1周期,跟心血管专家出门诊、查病房,实现全科医生和专科医生在技能学习上的不断交流。全科医生对于在综合医院心律失常诊治的一些治疗常规、手术适应证等方面进一步学习。全科医生到心律失常中心的学习,便于了解患者在综合性医院的诊疗方案,也便于在患者病情稳定转入社区后,更好地做好社区的联合管理和康复。

在社区检验项目中,应常规开展凝血功能、甲状腺功能、血脂、肝肾功能等检测项目。在检查项目上开展普通心电图、动态心电图、颈动脉彩超、四肢血管彩超检查,尤其是心电图,可以进行远程心电诊疗中心的联网,这样患者在社区和综合医院做的心电图,都能在一个数据中心里面进行交互,便于对患者病情有一个全程的档案记录。对于社区卫生服务机构无法开展的部分检查检验项目,可以与区域综合性医院合作开展。对于一些特定的治疗药物,尤其不在社区基本药物范围内的,可以通过延伸处方的形式来实现使用。

六、未来房颤分级诊疗模式的思考

在"1+1+1"签约分级诊疗模式下,以1家三级医院和多家社区卫生服务中心共同构建的医联体为载体,以患者为中心,上下融合、全专接轨,建立房颤"全科—专科"分级管理模式,包括制定房颤分级诊疗指标标准、开设社区房颤专病门诊、专家定期下沉、对全科医生同质化培训、药物检验趋同。通过建立房颤"全科—专科"分级管理模式,明确全科医生与专科医生间的诊疗分工,提高全科医生的临床诊疗能力,实现医疗资源和患者的"双下沉"。

通过组建"区域医疗联合体"实现医疗资源的整合、优化配置,提高使用效率,目标是方便群众看病就医,为群众提供优质、高效、便捷、连续的健康服务。其中要明确房颤分级诊疗共识,形成可操作的房颤分级诊疗模式。并邀请联合体内专家与全科医生共同进行讨论、整理、归纳,界定分级诊疗指征,为社区提供区域性的房颤诊疗指导,不断优化社区房颤管理。

参考文献

[1] 沈菊香,何峰,秦艳,等.专科—全科—家庭干预模式在非瓣膜病性房颤患者华法林治疗过程中的应用[J].当代护士(中旬刊),2018,25(04)：20-22.

[2] 中华人民共和国国家卫生和计划生育委员会.中国疾病预防控制工作进展(2015年)[J].首都公共卫生,2015,9(03)：97-101.

[3] 国家心血管病中心.国家基层高血压防治管理指南2020版[J].中国循环杂志,2021,36(3)：209-220.

[4] 国家心血管病中心国家基本公共卫生服务项目基层高血压管理办公室,国家基层高血压管理专家委员会.国家基层高血压防治管理指南2020版[J].中国循环杂志,2021,36(3)：209-220.

[5] 中国高血压防治指南修订委员会,高血压联盟,中华医学会心血管病学分会中国医师协会高血压专业委员会,等.中国高血压防治指南(2018年修订版)[J].中国心血管杂志,2019,24(1)：24-56.

[6] 黄从新,张澍,黄德嘉,等.心房颤动：目前的认识和治疗的建议—2018[J].中国心脏起搏与心电生理杂志,2018,32(4)：315-368

[7] Huxley R R, Lopez F L, Folsom A R, et al. Absolute and attributable risks of atrial fibrillation in relation to optimal and borderline risk factors：the Atherosclerosis Risk in Communities (ARIC) study[J]. Circulation, 2011, 123(14)：1501-1508.

[8] 国务院办公厅.中国防治慢性病中长期规划(2017—2025年)[EB/OL].(2017-02-14)[2022-03-01]. http://www.gov.cn/xinwen/2017-02/14/content_5167942.htm.

[9] Freixa-Pamias R, Gràcia P B, Rodríguez Latre M L, et al. Impact of an integral assistance model between primary care and cardiology on the management of patients with ischemic heart disease or atrial fibrillation[J]. Journal of Comparative Effectiveness Research, 2019, 8(2)：103-111.

浦东新区房颤"四位一体"管理新模式的思考

陈　婕

为规范房颤诊疗,最大程度降低房颤脑卒中的发生率,以及由此引发的致残率和死亡率,在浦东新区卫健委指导下,浦东新区房颤中心(专病)联盟联合联盟内各二、三级医院、社区卫生服务中心、社区居委形成了"四位一体"房颤闭环管理新模式,让浦东老百姓真正实现"专病有专治、大病在医院、随访回社区、协调在居委"的房颤就医新感受。现详述如下。

一、浦东新区房颤中心(专病)联盟

(一) 联盟作用

响应党和政府的号召,贯彻"健康中国"战略;整合、发挥区域医疗优势;推动优质医疗资源下沉;提升基层服务质量;促进实现有序分级诊疗。

(二) 联盟使命

规范房颤治疗,提高患者依从性,降低致残率和致死率。

(三) 联盟任务

(1) 带动作用:发挥房颤示范中心作用,带动区域房颤中心建设。

(2) 整合作用:不同级别医疗机构之间优势互补、分工协作。

(3) 促进作用:促进优质医疗资源下沉、医疗资源共享。

(4) 打造作用:打造"优质化、高水平"的诊疗服务。

(5) 提升作用:提升房颤专科疾病规范化救治能力。

二、三甲医院

中国心血管病流行病学多中心协作研究显示,按年人口估计,全国房颤患者高达500万以上,我国房颤患者的年龄标化死亡率在近20年中增长了约60%,学科细化、专科性强的三级医院可为这些患者提供个体化的诊疗方案。

（一）房颤院前管理

房颤筛查是房颤管理的"排头兵"，《心房颤动：目前的认识和治疗建议（2021）》建议应该在 65 岁及以上的老年人群中开展房颤筛查。截至目前，房颤筛查的工具已发展得十分丰富，有 12 导联常规心电记录仪、12 导联动态心电记录仪、多种含心房电极的心脏电子植入装置（如起搏器、埋藏式心律转复除颤器、心脏再同步化治疗）、单导联心电图记录系统、具有房颤识别功能的自动血压检测仪、可穿戴设备（智能手表、运动手环、智能腕带等）等。

（二）房颤院中管理

制定个体化的诊疗方案，如"房颤一体化手术方案、复杂手术规范化方案、精品化手术方案"等，依托房颤（专病）联盟的技术支持，打造特色、延续的房颤专病随访体系，创建"让信息多跑路，让百姓少跑腿"的诊疗模式，将病情稳定者转至下级医院。通过医联体、远程医疗等形式，提供会诊并协助下级医院制定治疗方案，建立房颤专病区域数据库及区域内房颤单病种管理工作，由上级医院对下级医疗机构进行技术指导、业务培训和质控管理。为浦东区域老百姓提供"全域、全程、全员"管理。

（三）房颤管理新举措——远程心电会诊中心

心电网络信息平台是利用网络技术，将心电图检查延伸到病房，延伸到医联体基层单位，延伸到患者身边。上传的心电图等检查数据可通过无线网络发送至心电网络会诊中心，由专业的心电图诊断医生、心内科医生在最短的时间内集中进行诊断。借助此平台，搭建心电专业医生与医联体基层单位医生、患者之间的快速心电信息诊断通道，在节省人力、物力、时间的同时，实现网络共享，大幅提高诊断速度和诊断质量，为早期发现疾病提供第一手资料，赢得宝贵的抢救时间（图 11-1）。

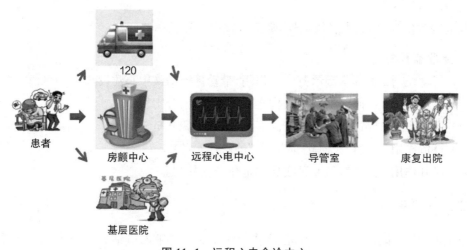

图 11-1　远程心电会诊中心

(四) 获益

(1) 对于患者:一站式房颤管理能够满足患者就医需求,让患者少跑腿,打通分级诊疗绿色通道,让患者切实享受三甲医院的优质医疗资源,整合多学科诊疗团队(MDT),由多学科资深专家以共同讨论的方式,为患者制定个体化诊疗方案的过程,尤其适用于房颤合并症等复杂疾病的诊疗。在 MDT 模式中,患者在治疗前可得到由内外科、神经科、超声科、影像科等相关学科专家组成的专家团队的综合评估,共同快速制定科学、合理、规范的治疗方案。

(2) 对于医生:开展各种房颤的规范化综合治疗和研究,能够提高专科治疗精细化程度,提供创伤小、恢复快、效果优的房颤治疗有效手段,为每一位患者制定规范化、个体化的一站式诊疗方案,减轻患者病痛,减轻社会负担。

(3) 对于社区医生:能够提高区域内房颤诊疗同质化水平。遵照国家卫健委制定的心房颤动分级诊疗方案,浦东新区房颤中心(专病)联盟对浦东新区社区卫生服务中心全科医生进行了房颤全专结合专病培训项目。通过培训,将全科医生分为 3 个能级:房颤专病管理员(AF1)、房颤专病管理医生(AF2)、房颤专病管理导师(AF3)。该项目旨在向浦东新区所有社区医生介绍浦东新区房颤专病联盟的具体方案以及房颤专病分级诊疗的流程,加强联盟与社区卫生服务中心的合作,提升社区医生对房颤相关疾病的认知、诊疗及专科管理能力(图 11-2)。

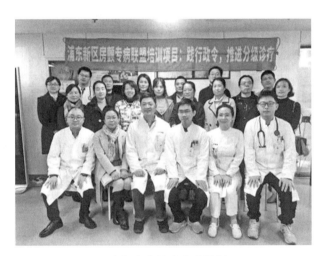

图 11-2　房颤全专结合专病培训项目

三、社区卫生服务中心

房颤筛查是房颤管理的重要环节,通过筛查能够将房颤诊治关口前移,早发现和早治疗房颤。患者根据筛查后的分析报告,进入房颤分级诊疗绿色通道,并由医生引导入院就诊,接受手术治疗;患者出院后再通过房颤分级诊疗绿色通道回到社区,实现高效随访,实现房颤全程闭环管理。

在构建区域医疗中心水平的心电网络化信息平台上,各联盟医院与房颤中心心电诊断中心对接,按房颤分级诊疗流程进行转诊、心电资料上传、回传、结果打印与归档。各院区终端心电图机及工作站、服务器和心电诊断中心通过局域网、广域网连接成一个整体。区域医疗中心远程心电网络系统的建设运行,能提高各医院临床心电检查及诊断效率,实现区域医疗中心心电诊断的同质化服务。

四、积极发挥居委作用，建设房颤健康小屋

(一)"房颤健康小屋"在社区居委孕育而生

社区居委会把对居民的房颤健康教育渗透于居民的点滴生活中，把不断提高百姓的房颤自我管理作为房颤院外随访的关键。"房颤健康小屋"开设有健康宣教室，拥有视频及课件播放设备，并定期有专业医务人员给予指导和义诊。

(二)畅所欲言，让房颤患者"发声"

在大医院，患者都以"听众"身份就诊，而在"房颤健康小屋"，通过居委的"牵线搭桥"，让患者以"主角"身份畅所欲言，以知识点提问的方式让患者轮流发言，并且有相应指导老师引导、启发患者主动参与到讨论中，调动患者学习的积极性，并负责将发言内容记录。针对文化程度较低，依从性差，学习能力相对较弱的患者，指导老师会提供再次答疑，对错误观点和不良习惯进行纠正。

(三)定期培训，让房颤知识传播到每个角落

"房颤健康小屋"开展互助课堂需要系统地组织和管理，实施成功与否与社区居委的管理协调密切相关。因此，选择和培训合格的管理者是互助课堂的重要内容和目标。加强社区管理者的健康教育知识培训，提高管理者的沟通技巧，将良好的健康生活习惯推荐给老百姓，能够在老百姓的日常生活中发挥更多、更积极的影响。其间，全科医生团队的加入和合作，并通过上门服务等各种方式保持与患者的联系，能够保证老百姓良好的生活习惯和信息交流的准确性。

参考文献

[1] 国务院办公厅. 国务院办公厅关于推进分级诊疗制度建设的指导意见[EB/OL]. (2015-09-11)[2022-03-01]. http://www.gov.cn/zhengce/content/2015-09/11/content_10158.htm.

[2] 国家统计局. 中国统计年鉴[Z/OL]. [2022-03-01]. http://www.stats.gov.cn/sj/ndsj/.

[3] 程艳玲. 城市基层医疗机构现状分析[J]. 世界最新医学信息文摘,2017,17(17):146.

[4] 丁品. 医联体发展中的问题与建议[J]. 江苏卫生事业管理,2018,29(2):140-142.

[5] 邵黎兵. 上海市全科医师规范化培训现状、问题及对策研究[D]. 上海:复旦大学,2013.

[6] 苏天霞,王蕾,陈莉,等. 2011—2015年贵州省医学院校不同学历卫生人才培养状况调查研究[J]. 卫生职业教育,2017,35(22):106-110.

[7] 吴敏,牟燕,刘岩,等. 乡镇卫生院医疗服务能力趋势变化与问题探讨——基于2009—2015年山东省乡镇卫生院医疗服务量的比较[J]. 卫生软科学,2018,32(01):16-19

全科医生房颤管理培训
体系的建立

李小荣　　陈　　婕

为全面贯彻"健康中国"战略,积极落实《国务院办公厅关于推进医疗联合体建设和发展的指导意见》(国办发〔2017〕32 号)、《国务院办公厅关于推进分级诊疗制度建设的指导意见》(国办发〔2015〕70 号)等文件的有关要求,稳步推进县域医疗卫生共同体建设和全面推进房颤分级诊疗,充分调动各级医务人员的协同作用,为房颤患者提供全域、全程、全员、全面、优质、高效、专业、人性化的专业服务,加强浦东新区房颤基层医疗卫生服务体系和培养"全专结合、全中有专"的基层医疗队伍建设,提升基层房颤医疗服务水平,在浦东新区卫生健康委员会的指导下,浦东新区房颤中心(专病)联盟制定了浦东新区全科医生房颤管理培训体系——"浦东新区房颤管理全专结合能力进阶"培训项目。

一、总体目标

为建立一支立足于基层、为广大房颤患者提供专业的、"全中有专"的房颤管理队伍和房颤管理体系,在充分利用房颤专家优质医疗资源和医疗资源共享的基础上,逐步建立起以浦东新区房颤(专病)联盟为核心,各浦东新区房颤(专病)联盟核心单位为骨干,浦东新区房颤(专病)联盟建设单位为基础的全科医师培训框架,制定临床及社区房颤管理基地设置标准,加强基地建设,合理布局,以提供房颤患者健康为目标,向房颤患者提供全域、全程、全员的卫生服务,提供层级优化、职责明晰、功能完善、富有效率的分级诊疗医疗服务体系。

二、具体目标

(1) 树立"全专结合、全中有专"的医学理念。

(2) 熟悉分级诊疗的思维模式,并且运用到临床实践工作中。

(3) 掌握房颤的基本理论、基本知识和基本抢救技能。

(4) 掌握在不同场景下应用的房颤相关管理和应急流程。

三、全科医生房颤管理培训体系建设内容

依托上海市浦东新区卫健委、上海市浦东新区心血管病学联盟及浦东新区房颤中心（专病）联盟的基础优势，借助浦东新区区域房颤管理特色，以房颤分级诊疗为切入点，注重全科医生全专结合培养，通过细化浦东新区房颤管理医生能级分层，以及房颤管理专科化、一体化和房颤闭环式管理建设，促进全科医生对房颤管理知识和技能的掌握、全科医生人才梯队建设、科研和教学能力的进阶提升，形成具有领先房颤分级诊疗理念、管理技术和模式的培训方式。

四、基层医生房颤管理能级分层及职责

面向浦东新区所有全科医师，根据其本人及所在单位需求，分为三个层级进行培训。

(一) 房颤专病管理员(AF1)

职责：房颤上转分诊，房颤危害，基础房颤诊断。

职称：全科医师。

工作年限：1年及以上。

(二) 房颤专病管理医生(AF2)

职责：具备AF1能力，具备AF诊断、风险评估、心电图识别、围手术期教育、有效转诊等能力。

职称：全科医师。

工作年限：3年及以上。

(三) 房颤专病管理导师(AF3)

职责：具备AF1、AF2能力，在联盟指导下进行长期房颤症状、合并症、脑卒中、手术后管理，建档，专病指导。

职称：主治医师及以上。

工作年限：5年及以上。

五、师资力量

在浦东新区卫健委指导下，由浦东新区房颤中心（专病）联盟牵头，邀请浦东及全国房颤相关领域的专家，围绕分级诊疗政策及专科理念、房颤管理体系建设、房颤新技术展示和不同场景模拟演示等主题开展具有针对性的培训。

六、培训对象

（1）上海市浦东新区47家社区卫生服务中心的全科医生。

（2）有志于向"全专结合"方向发展，热爱心律失常专业的医生。

七、培训时间和内容

(一) 房颤专病管理员(AF1)

培训时间为 5 天,接受线上培训并考核合格。

申请条件：浦东新区房颤联盟成员并符合 AF1 要求。

内容包括：

(1) 房颤综合管理和 ABC 方案。

(2) 房颤领域最新研究进展。

(3) 房颤诊断及管理指南解读。

(4) 阵发性房颤的诊治策略。

(5) 持续性房颤的诊治策略。

(6) 房室结消融＋心脏起搏：指南推荐与研究进展。

(7) 房颤患者新型口服抗凝药应用：指南推荐和研究进展。

(8) 左心耳封堵标准手术流程与围手术期管理。

(9) 中国高龄患者脑卒中预防策略：抗凝或封堵。

(10) 初诊房颤的处理。

(11) 急性房颤的处理。

(12) 社区房颤专病联合门诊经验介绍。

(13) 房颤示范中心患者管理与护理团队建设。

(14) 全科医师学房颤：我的成长之路。

(15) 全科医师管房颤：我的成长之路。

(16) 全科医师房颤科研路。

······

(二) 房颤专病管理医生(AF2)

培训时间为 3 天,接受线上培训并考核合格。

申请条件：浦东新区房颤联盟成员并符合 AF2 要求,AF1 考核合格。

内容：病例实战。

(三) 房颤专病管理导师(AF3)

培训时间为 2 天,现场模拟、实践并考核合格。

申请条件：浦东新区房颤联盟成员并符合 AF3 要求,AF2 考核合格。

内容：

(1) 房颤场景模拟训练。

(2) 房颤各类手术演示。

(3) 除颤仪的使用标准操作规程训练。

八、浦东新区房颤管理全专结合能力进阶培训体系流程

具体培训流程见图 12-1。

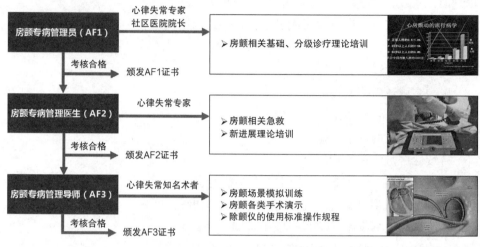

图 12-1　浦东新区全科医生房颤管理培训流程

九、浦东新区房颤管理全专结合能力进阶培训预期成效

加强落实房颤分级诊疗制度，加强构建房颤一体化治疗模式、加强全科医生全专结合人才培养和梯队建设，推广全域、全员、全程房颤管理理念，主要从以下 4 个方面着手。

（一）加强落实房颤分级诊疗制度

（1）建立房颤单病种全程管理、全方位管理的防治体系。

（2）成立三级联合社区房颤管理团队。

（3）搭建心电网络平台、房颤人群数据库等。

（4）形成基层房颤管理推进的组织构架，加强培训、宣教、质控、网络体系建设。

（5）加强对房颤流行病学调查的研究，为制定相关政策提供依据。

（二）加强构建房颤一体化治疗模式：提高院前、院内、院外房颤管理能力

（1）积极组织、推进浦东新区房颤中心（专病）联盟及全域房颤全程规范管理。

（2）细化、落地房颤分级诊疗实施步骤及流程、效果评价。

（3）组织浦东新区房颤中心（专病）联盟专家指导联盟内建设单位开展工作。

（4）提升全科医生能力和房颤管理质量，强化全科医师房颤诊治同质化水平。

（5）组织联盟内系列房颤诊治培训活动，提升联盟内各二、三级医院房颤诊治水平。

（6）搭建全域房颤转诊平台，构建房颤分级诊疗质控机制。

（三）加强全科医生全专结合人才培养和梯队建设

在浦东新区卫健委指导下，由浦东新区房颤中心（专病）联盟举办的全科医生房颤管

理培训集理论课程、实践培训于一体,有专门针对全科医生和房颤管理的专项培训课程,加强对浦东 47 家社区卫生服务中心的全科医生房颤管理技能培训,并且在社区卫生服务中心建立 3~5 个同质化的全专结合和房颤管理社区培训点。鼓励经过培训并且符合条件的全科医生成为全科医生房颤管理培训导师。鼓励更多有志于发展"全专结合,全中有专"的社区医生一起逐步完善教学体系,逐步推广、覆盖到其他学科。鼓励通过医生房颤管理培训,将社区居委会纳入房颤管理,使其成为必不可少的一环,成为患者和医院的桥梁。

(四) 以房颤为抓手,推广房颤管理新理念

1. 加强房颤的宣教

目前如冠心病、心肌梗死等相关知识的普及率较高,但有些房颤患者在手术后会询问医生"房颤消融是要放支架吗"等问题,这从侧面说明房颤知识的普及率太低。所以房颤管理的意义就是群策群力,普及房颤概念,使民众能全面认识房颤。患者在掌握房颤知识后会重视房颤的早期诊断,主动进行体检并咨询医生,了解相关并发症并积极寻求治疗,提高就诊率和规范诊治率。

2. 更新房颤筛查检查方法

传统检查方法如心电图、动态心电图、听诊等手段可以初步筛查或诊断房颤。而在当今移动互联网医疗时代,可穿戴的智能化设备能更迅速方便地进行诊断,这些新兴的检查手段可能比传统方法更有应用价值。因为前者并不能及时记录房颤或捕捉房颤的发生,而后者能及时记录捕捉房颤并同步至互联网,大大提高房颤的检出率,标志着进入筛查房颤的新时代。

3. 两步走全面管控房颤——上游治疗和房颤治疗

上游治疗首先是非药物治疗,主要针对患者不良生活方式进行纠正。众所周知,健康的生活方式是人生第一良方。上游治疗还包括药物治疗,如严格控制高血压、纠正心衰等,进而减少房颤发生率。

房颤治疗应根据不同的房颤类型区分对待。对于首次发作的房颤,积极寻找并去除诱因后很大概率不会复发,故不必进行药物或手术干预;对于偶尔发作的阵发性房颤,患者在发作时做到及时就医即可,也没有必要长期服药或手术治疗;而发作频繁、明显影响患者生活质量的阵发性房颤,需要积极推荐患者首选消融治疗;脑卒中、出血风险高的房颤则应积极推荐左心耳封堵。

4. 基于互联网的房颤管理

过去的随访管理方式主要以电话联系为主,日新月异的科技发展提供了更多的随访方式,微信、"好大夫"等平台可以非常方便地联系到患者。现已广泛开展的"微信群管理"主要进行宣教和房颤知识的普及,后续我们还计划开发房颤管理 App、小程序等,完善房颤相关数据库,做到智能化提醒患者随访,与患者智能化交互等诸多新型随访方式。

参考文献

[1] 闫群,笪宇蓉,贺江萍. 美、英、法、澳全科医生继续医学教育模式的启示[J]. 中国高等医学教育,2017

（5）：24-25,28.

［2］刘艳丽,马力. 社区心房颤动患者筛查及多学科协作的综合管理模式研究［J］. 中国全科医学,2020,23（7）：774-778.

［3］闫静静,秦明照. 中国老年心房颤动患者抗凝治疗现状及分析［J］. 中国全科医学,2018,21（27）：3285-3289.

［4］Mozaffarian D. Heart disease and stroke statistics—2015 update a report from the American Heart Association［J］. Circulation,2015,131（4）：e29-e322.

［5］Kirchhof P,Benussi S,Kotecha D,et al. 2016 ESC Guidelines for the management of atrial fibrillation developed in collaboration with EACTS［J］. European Heart Journal,2016,37（38）：2893-2962.

［6］黄从新,张澍,黄德嘉,等. 心房颤动：目前的认识和治疗的建议—2018［J］. 中国心脏起搏与心电生理杂志,2018,32（4）：315-368.

房颤绿色转诊通道实战案例一

——一例脑卒中高危的阵发性房颤患者的诊治

张力中　林吉祥

近日,我社区医院全专结合"房颤专病联合门诊"接诊一名患者,社区医生根据其临床表现判定需要转诊至上级医院就诊,经"房颤专病联合门诊"绿色通道转诊后,患者在三级医院迅速得到房颤中心专科医生的精准治疗,病情得到有效控制。上级医院完成治疗后,患者转回社区医院进行长期随访,目前病情稳定。房颤是社区常见的心血管疾病,我们特色化的闭环式诊疗流程能体现绿色通道在转诊过程中的高效性和协作性。

一、病史资料

(一) 现病史

患者孙某,女性,77 岁,因"阵发性胸闷、心悸 3 年,加重 1 日"于 2020 年 06 月 15 日到社区卫生服务中心就诊。患者 3 年前无明显诱因下出现阵发性胸闷、心悸,每次持续数分钟,可自行缓解,不伴头昏、黑朦、晕厥等症状,未行诊治。3 个月前(2020 年 03 月 16 日)曾因"急性脑梗死"于三级医院神经内科住院治疗,予以溶栓治疗后症状好转,住院期间口服"阿司匹林 100 mg qd、氯吡格雷 75 mg qd,阿托伐他汀 20 mg qn,吡拉西坦 1.2 g tid"等药物治疗,因本次住院期间 24 小时动态心电图检查提示为阵发性房扑、房颤,后改为利伐沙班(拜瑞妥)15 mg qd 长期口服治疗。2 个月前(2020 年 04 月 07 日)因"胸闷 1 周"再次住院治疗,诊断为"冠状动脉粥样硬化性心脏病",并行冠脉造影＋PCI 术,于右冠状动脉病变处植入 1 枚支架。目前患者长期服用利伐沙班片、氯吡格雷、美托洛尔缓释片、阿托伐他汀等药物,平常行走活动无胸闷、气促等不适。1 天前心悸胸闷症状再次出现,持续不能缓解,日常活动受限。发病以来,患者精神饮食佳,睡眠可,大小便正常,体质量无变化。

(二) 既往史

高血压病史 10 年,最高血压 160/90 mmHg,服用氨氯地平(络活喜)5 mg qd,血压控制在(120~130)/(80~90) mmHg。糖尿病病史 5 年,目前服用阿卡波糖(拜糖平)控制血糖,平素不定期监测血糖,空腹血糖 10 mmol/L 左右。否认其他慢性病史,无吸烟饮酒史。育有一子,体健。父亲有高血压病史,否认房颤家族史。与子女关系良好,共同生活。

(三) 体格检查

T 37℃,P 90 次/分,R 16 次/分,BP 120/80 mmHg,身高 163 cm,体质量 54 kg,BMI 20kg/m^2。心率 103 次/分,心律绝对不齐,第一心音强弱不等,各瓣膜区未闻及病理性杂音,颈静脉无怒张,双肺呼吸音粗,未闻及干湿啰音,腹部检查无异常体征。双下肢中度浮肿,四肢知觉、双侧膝跳反射、双侧足背动脉搏动均正常。

(四) 辅助检查

1. 心电图

入院心电图见图 13-1,提示为快心室率房颤。

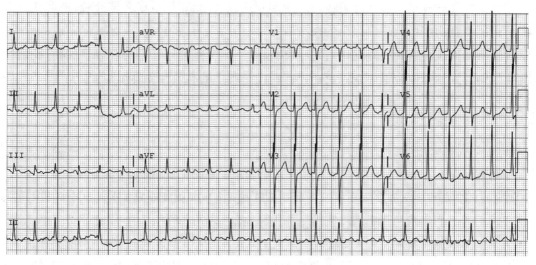

图 13-1　入院心电图

2. 动态心电图

院内动态心电图见图 13-2,提示为阵发性房颤、房扑。

3. 头颅 MRI+DWI

2020 年 03 月 17 日急性脑梗住院期间头颅 MRI+DWI 见图 13-3,提示右侧丘脑、左侧小脑半球急性脑梗死;双侧基底节区、半卵圆区多发腔隙性梗死,较陈旧。

4. 头颅 MRA

2020 年 03 月 18 日急性脑梗住院期间头颅 MRA(图 13-4)提示右侧胚胎型大脑后动脉,颅内动脉硬化。

心率情况

总心率：	135 255 次		平均心率：	94 次/分	
最高心率：	178	次/分	见于：	3 月 22 日 17 时 59 分	
最低心率：	45	次/分	见于：	3 月 23 日 0 时 09 分	

室性心律失常

共：	2	次	平均：	0.1 次/小时		
单个早搏共：	2	次	最多：	1 次/小时	见于：13 时 0 分	
连发共：	0	次				
成串共：	0	次	频率：	/ 时/分	见于：/ 时/ 分	

室上性心律失常

共：	162	次	平均：	7.0 次/小时		
单个早搏共：	146	次	最多：	23 次/小时	见于：1 时 0 分	
连发共：	3	次				
成串共：	3	次	频率：	127 次/分	见于：5 时 00 分	

ST 及其他情况：
/

结论：

1. 观察全程基础心律为窦性心律伴阵发性房扑-房颤(占总时间的 66%)，总心搏数 135 255 次；平均心率 94 次/分；最高心率 178 次/分，为房扑(快室率)，见于 3-22 17:59；最低心率 45 次/分，为窦性心动过缓，见于 3-23 0:09；大于 2.0 秒的 R-R 间期共 1 次，最长 R-R 达 2.33 秒，为窦房结恢复时间延长。

2. 阵发性房扑-房颤(占总时间的 66%)。

3. 房性心律失常总心搏数为 162 次，占总心率的 0.12%，平均 7.0 次/时。其中单个早搏 146 次，最多时为 23 次/时，见于 1 时 0 分；连发 3 次；短阵房速 3 次，最快频率 127 次/分，见于 5 时 00 分。

4. 室性心律失常总心搏数为 2 次，占总心率的 0.001%，平均 0.1 次/时。其中单个早搏 2 次，最多时为 1 次/时，见于 13 时 0 分。

5. 全程无缺血型 ST-T 改变。

图 13-2　动态心电图检查报告

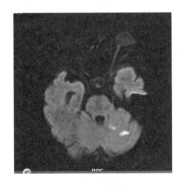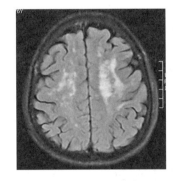

图 13-3　头颅 MRI＋DWI

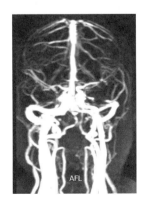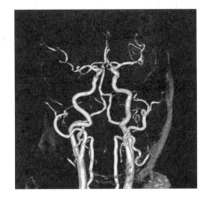

图 13-4　头颅 MRA

5. 冠状动脉造影＋PCI术

2020年04月09日行冠状动脉造影显示：右优势型；左主干无狭窄；前降支近段管壁不规则，40％狭窄，近中段60％左右狭窄，血流TIMI 3级；回旋支：未见明显狭窄，血流TIMI 3级；右冠状动脉：近段管壁不规则，中段后分叉前85％～90％局限性狭窄，血流TIMI 3级。于右冠状动脉病变处植入1枚3.0 mm×16 mm Helios支架，复造影支架内无残余狭窄，血流TIMI 3级（图13-5）。

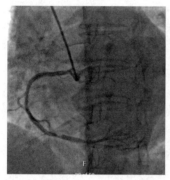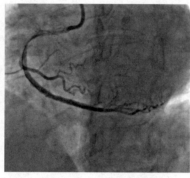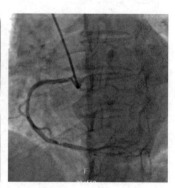

图13-5　冠状动脉造影＋PCI术

二、全科诊治经过

全科医生根据患者动态心电图报告，考虑患者阵发性房颤、房扑发作，完善CHA_2DS_2-VASc评分≥8分，HAS-BLED评分≥3分，提示患者脑卒中风险、出血风险均很高，基于患者高龄，且有冠心病、脑梗死的疾病基础，存在潜在的危险，故拟将患者转诊至上级医院诊疗。全科医生通过全专结合"房颤专病联合门诊"转诊绿色通道，为患者联系三级医院进行转诊，并提前将相关病史资料与专科医生共享，上级医院心内科专科医生将患者收治入院进一步诊治。

三、专科诊疗经过

（一）完善检验检查

1. 血液学检查

肌钙蛋白-T 0.016 ng/mL，Pro-BNP测定3 188.00 ng/L。血常规、肝肾功能及甲状腺功能均正常。国际标准化比值2.02，D-二聚体测定＜0.22 mg/L。

2. 心脏彩超

左房增大（LAD 42 mm）、LVEF 62％（图13-6）。

（二）入院诊断

（1）心律失常，阵发性心房颤动，阵发性心房扑动（CHA_2DS_2-VASc评分8分，HAS-BLED评分3分），心功能Ⅲ级（NYHA）。

（2）冠状动脉粥样硬化性心脏病，稳定型心绞痛，PCI术后。

脏器切面　观察记录　□填入：✓(表示已观察)　✕(表示未观察)　—(表示显示不清)　…填入数据 (nn)

检查项目：二维✓　M型✓　彩色✓　多普勒(脉冲式✓　连续式✓)
常规检查切面观：
脑骨旁左室长轴观　胸骨旁左室短轴观：主动脉模部✓　二尖瓣水平✓　乳头肌水平✓　心尖位：四腔观✓　五腔观✓　左室二腔观✓　左室长轴观✓

一、M型·2D主要测值(单位:mm)			二、左心功能测定				
名称	测量值	参考值	名称及测值单位	测量值	四腔观	长	宽
主动脉根部内径	25	20～37	左室舒张末容积 EDV(mL)	—	左心房	61	46
左房内径	42	19～40	左室收缩末容积 ESV(mL)	—	左心室		
左室舒张末期内径	43	35～56	每搏量 SV(mL)	—	右心房		
左室收缩末期内径	28	20～37	左室短轴缩短率 FS(%)	33	右心室		
室间隔厚度	10	6～11	心输出量 CO(L/min)	—	IVRT(ms)		—
左室后壁厚度	11	6～11	心指数 CI[L/(min·m^2)]	—	EDT(ms)		
肺动脉干	25	9～27	射血分数 EF(%)	62	E/E^2		—

超声描述

心脏：

1. 左房内径增大,左室内径正常,室间隔厚度正常,左室壁厚度正常,静息状态下左室各节段收缩活动未见明显异常。

2. 二尖瓣后叶局部回声增强,开放不受限,彩色多普勒示：二尖瓣少量-少中量反流。

3. 主动脉窦部内径正常,升主动脉内径正常,主动脉瓣局部回声增强,开放不受限,彩色多普勒示：主动脉瓣微量反流。

4. 右房容积正常,右室容积正常,肺动脉不增宽,三尖瓣不增厚,开放不受限,彩色多普勒示：三尖瓣少量反流,连续多普勒估测肺动脉收缩压 32 mmHg。

5. 心包腔内未见明显无回声区。

6. 脉冲多普勒超声示：舒张期二尖瓣口血流速度呈单峰,心律绝对不齐。

组织多普勒超声示：舒张期二尖瓣外侧壁环组织速度呈单峰。

超声提示

左房增大

主动脉瓣钙化

二尖瓣钙化伴少量反流

三尖瓣少量反流

左室收缩功能正常

图 13-6　心脏彩超结果

(3) 高血压 3 级(很高危)。

(4) 2 型糖尿病。

(5) 脑梗死个人史。

(三) 主要治疗

1. 药物治疗

利伐沙班片 10 mg,口服,qd;氯吡格雷 75 mg,口服,qd;阿托伐他汀钙片 20 mg,口服,

qn;倍他乐克缓释片 23.75 mg,口服,qd;高血压糖尿病继续使用相关药物。

2. 介入手术治疗

经上级医院房颤中心专科医生评估后认为:①患者高龄女性,脑卒中评分极高,容易再次发生脑梗死;患者为冠心病 PCI 后,需要口服抗血小板药物,而房颤需要联用抗凝药。患者出血评分极高,抗血小板药物+抗凝药联合使用过程中容易发生出血,故该患者为左心耳封堵的最佳适应证。②患者为症状性阵发性房颤房扑,动态心电图显示平均心室率快,Pro-BNP 已经明显升高,且此时患者左房仅轻度增大,虽然年龄较大,也是导管射频消融的明确适应证。最终征得患者同意后,给予左心耳封堵术+射频消融术一站式治疗。术后患者胸闷、心悸症状逐步缓解,住院期间复查 24 小时动态心电图提示偶发房早 4 次,病情稳定,予以出院。

四、全科随访

患者出院后回到全科医生处长期随访,观察药物疗效和有无相关不良反应。1月后患者至全科门诊就诊,全科医生为其完善房颤管理健康档案,复查血常规、肝肾功能、电解质、肌酶谱均正常,血压 124/78 mmHg,心率 62 次/分,心电图未见明显异常,复查动态心电图提示:偶发房早 2 次,平均心率 68 次/分。全科医生建议患者维持目前调脂、抗凝、抗血小板治疗,并嘱其保持心情舒畅,避免饮用咖啡、浓茶,适当调整饮食习惯,适量运动,避免饱餐,防止便秘。后 3 月、半年、每年定期至我社区医院全专结合"房颤专病联合门诊"检测血常规、凝血功能、肝肾功能、血压、心电图、动态心电图等检验、检查。至今,患者已经随访近 2 年,房颤未发,症状稳定,停用抗凝药物,长期服用阿司匹林、他汀类药物等冠心病药物治疗。

五、病例思考总结

(1)患者在"房颤专病联合门诊"就诊时 CHA_2DS_2-VASc 评分 8 分,HAS-BLED 3 分,联合门诊评估认为患者脑卒中风险较高,之后转诊至上级医院就诊。全科医生应该在专科医生的指导下掌握脑卒中及出血评分,以及时识别高危患者。

(2)经上级医院专业评估后针对患者房颤、房扑,给予药物+射频消融+左心耳封堵术一站式治疗。术后复查,封堵良好,一来可以大幅降低房颤导致的脑卒中风险,二来患者 45 天后即可停用抗凝药物,单纯使用抗血小板药物,减少了出血风险。

(3)临床中类似病例较常见。幸运的是,这例患者虽有脑梗死,但恢复良好;虽高龄,房颤症状重,最终在专科得到了恰当的处理。事实上临床上会碰到很多无症状房颤患者,则更需要全科医生注意如何进行正确诊断、评估和管理。尤其是类似本病例,当合并多种疾病时,优先处理哪种疾病是要思考的重要问题,必要时可多学科协作共同决策。

参考文献

[1] 杨荣,刘长明,廖晓阳,等. 三级综合医院联合社区医院开展心房颤动综合管理协同路径的探索与思

考[J].中国全科医学,2021,24(1)：36-39.

[2] 钱军,陈建峰,王丽洁,等.冠心病合并持续性心房颤动患者抗栓方案的研究[J].中华心律失常学杂志,2018,22(3)：215-221.

[3] 莫乔莹,鲁星琴,姚亚丽.老年冠心病患者出现心律失常临床相关因素的研究进展[J].老年医学与保健,2020,26(1)：159-161.

[4] 段文涛,张峰,史东,等.心房颤动相关危险因素及药物治疗研究新进展[J].武汉大学学报(医学版),2020,41(1)：164-168.

[5] 陈艳梅,武云涛,刘立新.利伐沙班与达比加群酯在高龄非瓣膜病性房颤患者长期抗凝治疗的疗效及安全性[J].中国循证心血管医学杂志,2020,12(9)：1059-1061,1066.

[6] 杨英,扶泽南,杨龙,等.左心耳结构复杂性与非瓣膜性心房颤动患者左心耳血栓形成的关系[J].中国循环杂志,2020,35(3)：277-281.

[7] 周元,许邦龙,高峰.心房颤动合并冠心病冠状动脉介入治疗术后达比加群酯抗凝治疗的有效性及安全性研究[J].安徽医药,2019,23(4)：657-661.

房颤绿色转诊通道实战案例二

——长程持续性房颤诊治一例

宋徽江　孙　欢　汪天英

一、病史资料

(一) 现病史

患者徐某,女,75岁,因"心悸、胸闷、易疲劳3年"就诊,3年前患者出现心悸、胸闷症状,活动后易疲劳,休息后心悸、胸闷症状可改善,无气急及心前区疼痛,无少尿及水肿,无头晕及头痛。2年前于上级医院检查心电图提示:心房颤动伴快速心室率。后长期服用酒石酸美托洛尔片12.5 mg,2次/天;阿司匹林100 mg,1次/天;地高辛0.125 mg,1次/天治疗后症状改善。病程中偶有心悸、胸闷发作。发病以来,患者精神、食欲可,夜眠可,大小便正常,体质量无明显变化。

(二) 既往史

5年前诊断为高血压病,最高血压为160/90 mmHg,服用苯磺酸氨氯地平5 mg,1次/天,血压控制在130～150/75～85 mmHg。否认糖尿病病史,冠心病病史,否认甲亢、风湿病等相关病史。无烟酒嗜好。

(三) 体格检查

神志清,对答切题,呼吸平稳,口唇无紫绀,身高150 cm,体质量52 kg,BMI 23.1 kg/m²,血压147/87 mmHg,双肺呼吸音清,心率90次/分,心律绝对不齐,心音强弱不一,未闻及心脏各瓣膜区病理性杂音。腹软,无压痛,双下肢无水肿。

(四) 辅助检查

(1) 血常规无明显异常。空腹血糖5.93 mmol/L,肾功能:肌酐69 μmol/L,尿素5.20 mmol/L。肝功能:ALT 25 U/L,AST 26 U/L。血脂:甘油三酯:1.86 mmol/L,总胆固醇:6.69 mmol/L,高密度脂蛋白胆固醇:1.20 mmol/L,低密度脂蛋白胆固醇:

4.64 mmol/L。

（2）心电图提示心房颤动（图 14-1）。

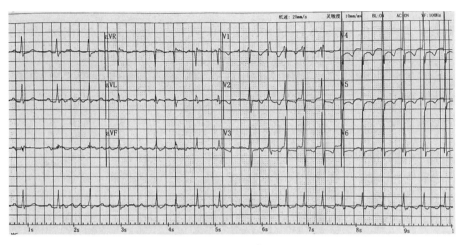

图 14-1　心电图

（3）动态心电图提示：全程房颤心律，平均心率 74 次/分，最快 139 次/分，最慢 40 次/分，室性早搏 11 次/24 h（图 14-2）。

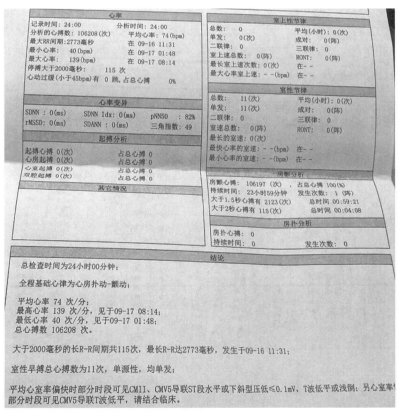

图 14-2　动态心电图

二、全科诊疗经过

(一) 诊断

社区接诊房颤患者后,运用全科医学理念和基本技能进行规范接诊,分析病史特点,参考 2019 年国家卫健委颁布的《心房颤动分级诊疗服务技术方案》,列出诊断及评估。

(1) 心律失常,长程持续性房颤(CHA$_2$DS$_2$-VASc 评分 4 分,HAS-BLED 评分 3 分)。

(2) 高血压病 2 级,高危。

(3) 高脂血症。

(二) 患者目前存在的主要问题

(1) 患者老年女性,房颤症状较轻,持续时间较长,社区难以决定是否维持房颤心律还是转复窦性心律治疗,建议进一步行心脏超声检查评估心脏结构和功能以及附壁血栓等。

(2) 患者脑卒中和出血风险较高,在予以抗凝治疗的同时应确定出血危险因素,积极纠正出血风险,选择个体化的抗凝治疗方案。

(3) 社区医生可通过房颤中心(专病)联盟选择房颤绿色通道转诊上级医院专科医生进一步诊治。

三、专科诊疗经过

该患者转诊上级医院后进一步行心脏超声检查见:双房增大,左房内径 41 mm,右心房 57 mm。EF 67%,主动脉瓣膜钙化改变。三尖瓣少中量反流,肺动脉收缩压 42 mmHg(轻度升高)(图 14-3)。

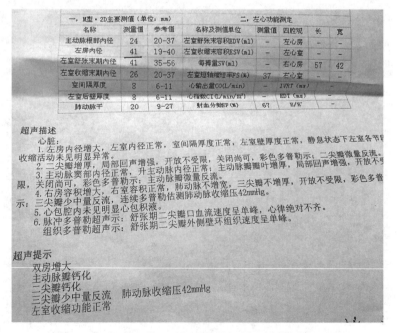

图 14-3 心脏超声检查报告

专科医生评估心脏功能和房颤综合评估后,得出最终诊疗意见:

(1)患者房颤症状较轻,心超提示左房偏大,结合患者意愿,综合考虑拟维持房颤心律,以控制心室率为主,可考虑美托洛尔(倍他乐克)25 mg,每日2次控制心室率。

(2)房颤指南不推荐单独使用抗血小板药物预防脑卒中,既往抗栓策略不当,故停用阿司匹林,改用达比加群110 mg,每日2次抗凝治疗。

(3)患者胆固醇偏高,予以阿托伐他汀口服调脂。

(4)给予患者个体化教育,鼓励进行自我管理,了解房颤危害,日常监测心率和心律,警惕出血情况等。

(5)患者房颤时限不长,左心房内径<50 mm,同时伴有一定的临床症状,建议患者行射频消融根治房颤,有较高的复律成功率。

四、社区管理

患者于上级医院治疗后病情稳定,重新回归社区进行房颤患者的长程管理,建立房颤专病档案,长期口服抗凝药物,做好信息管理工作,定期复查(每3～6个月)血常规、肝肾功能、电解质、血糖、甲状腺功能、心电图、24小时动态心电图以及心脏超声等。

五、病例总结

我国十余年前就进入房颤患病大国行列,社区房颤患者常常因症状不明显而具有一定的隐蔽性,应积极进行房颤筛查和评估,特别是对于65岁以上老年人(如该患者栓塞风险评分为4分,而未得到有效的抗凝治疗)。全科医生要具备识别房颤的专业知识和评估房颤脑卒中风险和出血风险,对高危患者积极转诊和治疗。

对于社区的房颤患者,管理方案内一定要含有患者参与的房颤综合管理。患者参与在治疗中起着核心作用,能够加强患者对于房颤知识及并发症的认识,鼓励和增强自我管理意识,积极纠正不良生活方式和危险因素管理,控制原发疾病和可能的出血风险。此外,也有利于在病情变化或者进一步治疗中,患者与家庭医生及专科医生共同参与决策。

患者的房颤管理由多学科治疗团队负责,其团队成员分工及转诊明确。团队成员间通过高效的技能、经验、教育交流,共同成长,特别是在治疗选择上和患者充分交流沟通后进行生活方式改变,抗凝治疗选择,心室率控制,抗心律失常药物及导管和外科手术(消融、左心耳封堵)选择等,体现房颤的个体化治疗。

参考文献

[1] 马长生.房颤的流行病学进展[J].医学与哲学,2016,37(11):8-9,26.

[2] 顾江涛,宋懂,龚玮华,等.社区房颤患者综合治疗管理模式中的健康教育[J].现代医院,2013(05):138-141.

[3] 蔡志敏,谢士芳,丁金玲,等.多学科团队协作在房颤患者门诊综合管理中的干预研究[J].护理学报,2019(10):57-60.

房颤绿色转诊通道实战案例三
——心房颤动心肌病诊治一例

李小荣　张伟国

2021年,上海市东方医院与苏州高新区人民医院通过房颤联盟绿色通道联合诊治快速性心房颤动合并心功能不全患者一例,经积极抗凝、控制心室率、射频消融治疗后患者症状改善,随访6月后,心功能完全恢复。详细介绍如下。

一、病史资料

(一)现病史

患者刘某,男,56岁,因"阵发性胸闷、心悸5年,加重1月余"于2021年7月5日到某县人民医院就诊。患者5年前开始,无明显诱因下出现阵发性胸闷、心悸,1~2个月发作1次,每次持续数分钟,可自行缓解。曾至外地某三甲医院诊治,明确为"阵发性房颤",医生建议其规律服用药物治疗,患者未遵医嘱,平素基本不服药。1月前患者自觉胸闷、心悸频率较前明显增加,每天均有发作,每次持续数分钟至数小时,无明显诱因下亦可出现,休息后可略缓解,活动耐量明显降低。无胸痛,无恶心呕吐,无晕厥、黑朦,无腹痛腹泻等不适。1周前为进一步诊治,至某县人民医院,查心电图提示:心房颤动(快速型);动态心电图提示:平均心率118次/分,最慢58次/分,最快214次/分,偶见室早;心脏超声提示:左房增大(LA 52 mm),左室增大(LV 57 mm),左室各节段收缩活动减弱(LVEF 35%);胸部CT提示:间质性肺水肿,双侧胸腔少量积液;Pro-BNP 3 550 pg/mL,可溶性生长刺激表达基因2蛋白(ST2)38.98 ng/mL,血常规、甲状腺功能及肝肾功能等均正常。

当地医院给予达比加群抗凝、地高辛强心降低心室率、利尿改善心功能等对症治疗后,患者症状稍有好转。经房颤联盟工作室绿色通道与我院心律失常团队交流会诊后,考虑患者房颤合并心功能不全需注意两种情况:一是房颤快心室率导致心功能不全,即心房颤动心肌病;二是在既往心功能不全的基础上伴发快房颤。患者目前仍有胸闷、心悸,平均心室率在110次/分以上,无论是以上何种情况,根据2020ESC房颤指南,合并左心室射血分数下降的房颤患者,可行导管消融以改善生存率并减少心衰住院次数(Ⅰ～Ⅱa,B)。考虑到当地无房颤导管消融技术和条件,遂于 2021 年 07 月 30 日转诊至我院心律失常中心进一步治疗。

(二) 既往史

否认高血压、冠心病、糖尿病、脑梗死、阻塞性肺气肿及阻塞性睡眠呼吸暂停低通气综合征等疾病史。

(三) 体格检查

T 36.2℃,P 98 次/分,R 16 次/分,BP 143/73 mmHg,身高 172 cm,体重 65 kg。心率112 次/分,心律绝对不齐,第一心音强弱不等,各瓣膜区未闻及病理性杂音,颈静脉无怒张,双肺呼吸音粗,未闻及干湿啰音,腹部检查无异常体征。双下肢未见明显水肿。

(四) 辅助检查

(1) 心电图:入院心电图检查见图 15-1,提示为快速性房颤。

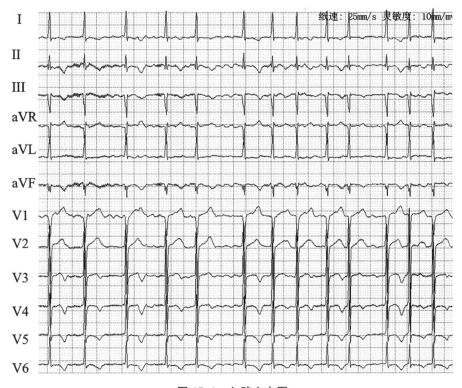

图 15-1　入院心电图

(2) 动态心电图:院内动态心电图见图 15-2,提示为持续性房颤,平均心室率106 次/分。

(3) 心脏超声检查:左室壁多壁段运动异常,双房增大,二三尖瓣少中量反流,左室收缩功能减弱(EF 42%)(图 15-3)。

记录时间:8月1日9时28分,开始共记录23时50分　有效分析:22.8小时

心率情况

总心率:	145 278 次		平均心率:	106 次/分
最高心率:	208	次/分	见于:	8月2日7时41分
最低心率:	57	次/分	见于:	8月1日10时36分

室性心律失常

共:	668	次	平均:	30.4 次/小时		
单个早搏共:	638	次	最多:	48 次/小时	见于:11时60分	
连发共:	15	次				
成串共:	0	次	频率:	/ 次/分	见于:/ 时/ 分	

室上性心律失常

共:	0	次	平均:	0 次/小时		
单个早搏共:	0	次	最多:	次/小时	见于:/ 时/ 分	
连发共:	0	次				
成串共:	0	次	频率:	/ 次/分	见于:/ 时/ 分	

ST 及其他情况:

无

结论:

1. 观察全程基础心律为房颤(快室率),总心搏数145 278次;平均心率106次/分;最高心率208次/分,见于8-2 7:41,为房颤(快室率);最低心率57次/分,见于8-1 10:36,为房颤(慢室率);最长R-R达1.88秒,为房颤伴长R-R间期。

2. 室性心律失常总心搏数为668次,占总心率的0.46%,平均30.4次/小时。其中单个早搏638次,最多时为48次/小时,见于11时60分;连发15次;

3. ST-T改变[模拟V5导联ST段水平压低0.5 mm。T波倒置(见于大部分时间)。]

图 15-2　动态心电图检查报告

检查项目:二维√　M型√　彩色√　多普勒(脉冲式√　连续式√)

常规检查切面观:

胸骨旁左室长轴观√　胸骨旁左室短轴观:主动脉根部√　二尖瓣水平√　乳头肌水平√　心尖位

四腔观√　五腔观√　左室二腔观√　左室长轴观√

一,M型·2D主要测值(单位:mm)			二,左心功能测定				
名称	测量值	参考值	名称及测值单位	测量值	四腔观	长	宽
主动脉根部内径	27	20～37	左室舒张末容积 EDV(mL)	—	左心房	75	54
左房内径	45	19～40	左室收缩末容积 ESV(mL)	—	左心室		
左室舒张末期内径	50	35～56	每搏量 SV(mL)	—	右心房	60	49
左室收缩末期内径	37	20～37	左室短轴缩短率 FS(%)	—	右心室		
室间隔厚度	9	6～11	心输出量 CO(L/min)	—	IVRT(ms)		
左室后壁厚度	9	6～11	心指数 CI[L/(min·m^2)]	—	EDT(ms)		
肺动脉干	22	9～27	射血分数 EF(%)	42	E/E^2	—	

超声描述

心脏:

1. 左房内径增大,左室内径正常,室间隔厚度正常,左室壁厚度正常,静息状态下左室各节段不同程度运动减低。

2. 二尖瓣不增厚,开放不受限,彩色多普勒示:二尖瓣少中量反流。

3. 主动脉窦部内径正常,升主动脉内径正常,主动脉瓣不增厚,开放不受限,彩色多普勒示:主动脉瓣微量反流。

4. 右房容积增大,右室容积正常,肺动脉不增宽,三尖瓣不增厚,开放不受限,彩色多普勒示:三尖瓣少中量反流,连续多普勒估测肺动脉收缩压27 mmHg。

5. 心包腔内未见明显无回声区。

6. 脉冲多普勒超声示:舒张期二尖瓣口血流速度呈单峰,心律绝对不齐。

　　组织多普勒超声示:舒张期二尖瓣外侧壁环组织速度呈单峰。

超声提示

左室壁多壁段运动异常

双房增大

二尖瓣少中量反流

三尖瓣少中量反流

左室收缩功能减弱

图 15-3　心脏超声检查报告

（4）冠状动脉造影：左旋支近段混合斑块，管腔轻度狭窄（图 15-4）。

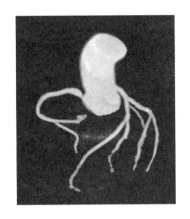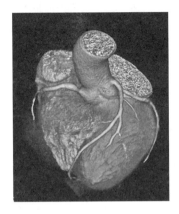

图 15-4　冠状动脉造影

（5）肺静脉、左心房造影：左心耳内血栓形成（图 15-5）。

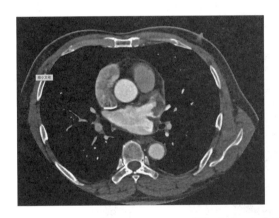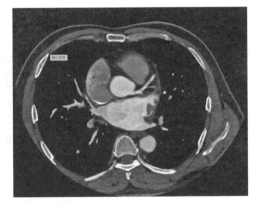

图 15-5　左心房 CT 血管造影

二、专科诊疗经过

县级医院医生根据患者病史、心脏彩超及动态心电图报告，考虑患者为持续性房颤、心功能不全。患者为中年男性，无明确危险因素，即使考虑心衰为独立危险因素，CHA_2DS_2-VASc 评分也仅仅为 1 分，HAS-BLED 评分 0 分，提示患者脑卒中风险、出血风险均较低。但转诊至我院后，肺静脉左心房 CT 血管造影见左心耳已有明确大块血栓形成。进一步完善检查，动态血压示：平均血压 106/69 mmHg，白天平均 121/72 mmHg，夜间平均 101/68 mmHg。Pro-BNP 测定 1 089 ng/L。血常规、甲状腺功能、肝肾功能、血糖及血脂等均正常。

1. 诊治策略

（1）虽然患者脑卒中风险评分低，但其在已有达比加群抗凝的基础上还有血栓形成，应进一步强化抗凝，改为"利伐沙班片 20 mg，口服，qd"，抗凝 2～3 月后复查左心房 CT 血管造影或食管超声评估血栓是否消失，届时考虑进一步行射频消融治疗。

（2）按照 2021 ESC 心衰指南"四联标准治疗"法，结合患者血压心率情况，给予沙库巴曲缬沙坦钠片 50 mg，口服，bid；琥珀酸美托洛尔缓释片 47.5 mg，口服，qd；螺内酯片 20 mg，口服，qd；恩格列净片 10 mg，口服，qd 治疗。患者出院回家，平素血压控制在 100/60 mmHg 左右，症状明显较前缓解。

2. 介入手术治疗

规范抗凝 2 个月后，患者于 2021 年 10 月 11 日再次入我院，行左心房 CT 血管造影和食管超声双评估均未见血栓形成。评估病情：患者为中年男性，表现为有症状的持续性房颤，持续病史不长，左房内径虽然已经大于 50 mm。经药物治疗症状改善，但房颤仍存在，按照当前房颤指南，即使是射血分数降低的心衰，如合并房颤，可行导管消融以改善生存率并减少心衰住院次数。遂于 2021 年 10 月 13 日行"经导管心脏射频消融术"（图 15-6），患者基础心律为房颤心律，HR 90 次/分。在 Carto C3 下构建左房三维结构图，分别行左右肺静脉电隔离（45 W，压力 5～20 g，AI：前壁 430，后壁 380，顶部底部 400），消融结束后同步电复律（双向 200 J）为窦性心律。窦性心律下行左房基质标测见心房基质良好。静滴异丙肾上腺素后行心房程序刺激未诱发心动过速。静推腺苷后探查双侧肺静脉电位未恢复。

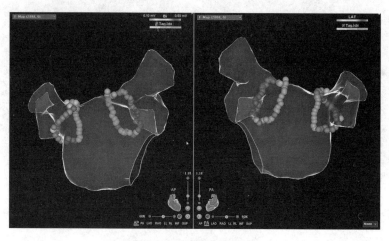

图 15-6　肺静脉电隔离

介入术后，复查心脏彩超（图 15-7），患者射血分数已经升至 51%，左室舒张末期内径恢复至 49 mm。动态心电图（图 15-8）显示平均心率为 69 次/分。在之前抗凝＋心衰"四联标准治疗"基础上，围手术期加用胺碘酮片 3 个月。

三、当地随访

患者出院后回到当地医院长期随访，观察长期疗效和有无药物相关不良反应。术后 1 月血常规、肝肾功能、电解质均正常。术后 3 月包括甲状腺功能在内的各项血液指标正常。心电图示：窦性心律，HR 66 次/min；动态心电图提示：平均心率 72 次/分，最慢 58 次/分，最快 110 次/分，偶见房早；心脏超声提示：左房正常（LA 33 mm），左室正常

一、M 型·2D 主要测值(单位：mm)			二、左心功能测定				
名称	测量值	参考值	名称及测值单位	测量值	四腔观	长	宽
主动脉根部内径	30	20～37	左室舒张末容积 EDV(mL)	—	左心房	70	41
左房内径	46	19～40	左室收缩末容积 ESV(mL)	—	左心室	—	—
左室舒张末期内径	49	35～56	每搏量 SV(mL)	—	右心房	61	48
左室收缩末期内径	38	20～37	左室短轴缩短率 FS(%)	33	右心室	—	
室间隔厚度	11	6～11	心输出量 CO(L/min)	—	IVRT(ms)	—	
左室后壁厚度	11	6～11	心指数 CI[L/(min·m²)]	—	EDT(ms)	—	
肺动脉干	22	9～27	射血分数 EF(%)	51	E/E²	—	

超声描述

心脏：

1. 左房内径增大,左室内径正常,室间隔厚度正常,左室壁厚度正常,静息状态下左室各节段不同程度运动减低。房水平见细丝左向右分流。

2. 二尖瓣不增厚,开放不受限,彩色多普勒示：二尖瓣少量反流。

3. 主动脉窦部内径正常,升主动脉内径正常,主动脉瓣不增厚,开放不受限,彩色多普勒示：主动脉瓣微量反流。

4. 右房容积增大,右室容积正常,肺动脉不增宽,三尖瓣不增厚,开放不受限,彩色多普勒示：三尖瓣少中量反流,连续多普勒估测肺动脉收缩压 27 mmHg。

5. 心包腔内见微量无回声区。

6. 脉冲多普勒超声示：舒张期二尖瓣口血流速度 E 峰小于 A 峰,心律齐。

组织多普勒超声示：舒张期二尖瓣外侧壁环组织速度 e'峰小于 a'峰。

超声提示

左室壁多壁段运动异常

双房增大

二尖瓣少量反流

三尖瓣少中量反流

左室收缩功能减弱

房间隔穿刺后改变

图 15-7　介入术后心脏彩超报告

检查记录时间

记录时间:10 月 15 日 9 时 57 分,开始共记录 23 时 59 分　有效分析:22.1 小时

心率情况

总心率:	90 323 次		平均心率:	68 次/分
最高心率:	96	次/分	见于:	10 月 15 日 10 时 30 分
最低心率:	56	次/分	见于:	10 月 16 日 0 时 22 分

室性心律失常

共:	0	次	平均:	0	次/小时		
单个早搏共:	/	次	最多:	/	次/小时	见于:/ 时/ 分
连发共:	/	次				
成串共:	/	次	频率:	/	次/分	见于:/ 时/ 分

室上性心律失常

共:	457	次	平均:	20.8 次/小时		
单个早搏共:	410	次	最多:	90	次/小时	见于:13 时 0 分
连发共:	15	次				
成串共:	3	次	频率:	126	次/分	见于:6 时 49 分

ST 及其他情况:

/

结论：

1. 观察全程基础心律为窦性心律,总心搏数 90 323 次;平均心率 68 次/分;最高心率 96 次/分,见于 10-15 10:30;最低心率 56 次/分,见于 10-16 0:22;

2. 房性心律失常总心搏数为 457 次,占总心率的 0.506%,平均 20.8 次/时。其中单个早搏 410 次,最多时为 90 次/时,见于 13 时 0 分;连发 15 次;短阵房速 3 次,最快频率 126 次/分,见于 6 时 49 分;部分呈二联律;

3. T 波改变(模拟 V5 低平。见于 2:18 等时段。)

图 15-8　介入术后动态心电图报告

（LV 50 mm），左室各节段收缩活动未见异常（LVEF 63.2%）；Pro-BNP 测定 240 ng/L。嘱其：①停用胺碘酮、利伐沙班，暂时继续服用沙库巴曲缬沙坦钠片、美托洛尔缓释片；②避免饮用咖啡、浓茶、白酒，适量运动，避免饱餐。术后 6 个月复查上述指标基本正常，停用沙库巴曲缬沙坦钠片，进一步随访观察。其各项指标变化总结见表 15-1。

表 15-1　诊治前后用药和心功能相关指标变化

日期	LA (mm)	LV (mm)	EF (%)	平均室率	Pro-BNP	具体用药
20210705	52	57	35	118	3 550	当地用药
20210801	45	50	42	106	1 089	抗凝、胺碘酮、美托洛尔缓释片 47.5 mg qd、沙库巴去缬沙坦 50 mg bid
射频消融术（20211013）						
术后出院前	46	49	51	68	634	抗凝、胺碘酮、美托洛尔缓释片 47.5 mg qd、沙库巴去缬沙坦 50 mg bid
术后 3 月	33	50	63.2	72	240	美托洛尔缓释片 47.5 mg qd 沙库巴去缬沙坦 50 mg bid
术后 6 月	37	45	63.7	75	76	美托洛尔缓释片 71.25 mg qd

四、病例思考总结

（1）本病例为中年男性房颤合并心功能不全，从其诊治过程来看（表 15-1），心房颤动心肌病可能性极大，若能在术前完善心脏 MRI、心肌核素检查等则有助于诊断。当然该病的诊断依赖长期的随访，若在房颤不复发且后续长期停用心衰"四联标准治疗"后左室功能依然正常，则可以确诊。

（2）需要高度重视房颤的抗凝治疗。虽然该患者初始脑卒中风险评分低，但其在已有达比加群抗凝的基础上还发现已经形成血栓，因此，需强化规范化抗凝，并消除房颤。

（3）需要高度重视消融术后的随访。该患者虽然已经行射频消融，但房颤消融后仍有一定的复发率，一旦复发，则会再次形成左心耳血栓，甚至导致脑卒中等。因此，该患者应采用脉搏监测、手表手环、动态心电图等多种手段，定期强化心电监测，及时发现异常心律。

（4）房颤需要多学科诊治，需要县域医院、三级医院各学科医生联合诊治。通过县域医院和三级医院的联盟绿色通道，不仅可以规范房颤的诊治，还形成了国家倡导的分级诊疗模式，减免了患者来回奔波、无法找到精准专家的困扰，能够最大程度使患者获益！

参考文献

[1] Hindricks G，Potpara T，Dagres N，et al. 2020 ESC Guidelines for the diagnosis and management of atrial fibrillation developed in collaboration with the European Association for Cardio-Thoracic Surgery (EACTS)[J]. European Heart Journal，2021，42(5)：373-498.

［2］McDonagh T A，Metra M，Adamo M，et al. 2021 ESC Guidelines for the diagnosis and treatment of acute and chronic heart failure[J]. European Heart Journal，2021，42(36)：3599-3726.

［3］中华医学会心电生理和起搏分会,中国医师协会心律学专业委员会,中国房颤中心联盟心房颤动防治专家工作委员会.心房颤动：目前的认识和治疗建议(2021)[J].中华心律失常学杂志,2022,26(1)：15-88.

第三篇
房颤专病管理篇

第 十 六 章　　房颤的流行病学及危害

第 十 七 章　　不同类型的房颤患者筛查要点

第 十 八 章　　房颤脑卒中风险评估和抗凝出血评估

第 十 九 章　　房颤抗凝管理现代观点

第 二 十 章　　房颤导管消融适应证和围手术期管理

第二十一章　　房颤的药物节律管理

第二十二章　　房颤心室率管理

第二十三章　　房颤相关的起搏治疗

第二十四章　　房颤相关脑卒中的左心耳干预

第二十五章　　房颤的外科治疗

第二十六章　　房颤的急性期处理

第二十七章　　房颤电复律适应证和流程

第二十八章　　房颤患者一体化管理

第二十九章　　房颤管理：ABC 综合方案

第 三 十 章　　人工智能在房颤诊治管理中的应用

第三十一章　　房颤的中医药治疗

第十六章 ·心·房·颤·动·分·级·诊·疗

房颤的流行病学及危害

吴奕章　李小荣

一、房颤的流行病学

房颤是成人中最常见的持续型心律失常,可导致多种并发症,增加患者死亡率,给患者及社会带来极大的负担。目前成人房颤的患病率在 2%～4%,随着人口老龄化、未诊断房颤的筛出,这个比例还可能会增加。高龄是目前房颤最重要的危险因素,但随着高血压、糖尿病、心力衰竭、冠心病、慢性肾功能不全、阻塞性睡眠呼吸暂停低通气综合征等患病率增加,这些疾病的致病风险也不容忽视。《2019 中国心血管健康与疾病报告》指出,高龄、甲状腺功能亢进、冠心病、风湿性心脏病是我国房颤患者的独立危险因素。对年龄进行校正后分析表明,女性、白种人的房颤发病风险较男性、非白种人低。

关于我国的房颤流行病学研究,2004 年胡大一教授等对我国 13 个省和直辖市(河南、河北、山东、山西、广东、江西、天津、内蒙古、湖南、湖北、云南、四川和浙江)自然人群中 29 079 例 30～85 岁人群的流行病学调查提示,年龄校正后房颤患病率为 0.65%,且随年龄增长患病率增加,在大于 80 岁人群中高达 7.5%,但当时抗凝率极低,超过 97% 的患者从不服用华法林,而在有限的服药人群中(6/224),监测国际标准化比值的仅有 1 人。2014—2016 年,马长生教授等基于我国心律失常流行病学调查,采用两阶段整群抽样调查设计,从我国东北、华北、西北、华东、华中、华南和西南 7 个地理区域、8 个省市选取了 39 个社区/乡村进行调查,总计 47 841 名成年人(年龄≥45 岁)完成了调查,其中 42 031 人完成了 12 导联心电图,共筛选出房颤 932 例(2.21%),≥45 岁人群的房颤标化患病率约为 1.8%,在≥75 岁人群中高达 5%。

2020 年 6 月至 2020 年 9 月,黄从新教授率中国房颤中心联盟成员单位,在全国 129 家医院进行全国房颤流行病学研究(RWS-CAF,注册号:ChiCTR1900021250),该研究是一项多中心、观察性、队列研究。该研究使用多阶段、分层整群抽样程序来招募 18 岁及以上的居民。以第六次全国人口普查人数为基准,按比例分配各个省的抽样人数。各省按照人均 GDP 排名分为高、中、低三层,各层内随机抽取 1 个地级市(地区),从随机选择的社区招募永久居民(在当前居住地居住 6 个月或更长时间的居民)。在安静的情况下使用来自 Shinall 科技的心电记录仪为所有参与者记录 12 导联体表心电图或单导联心电图。共有来自 329 个社区(193 个城市社区和 136 个农村社区)的 130 541 人(61 584 名男性和 68 957 名女性)接受了调查,最终分析共纳入 114 039 名受访者,平均年龄为 55 岁,其中 52.1% 为女性,房颤的粗患病率为 2.3%,并且随着年龄的增长而增加。房颤患者中,1 463 例(56.2%)有房颤病史,1 141 例(43.8%)为新诊断房颤,101 例(3.9%)为瓣膜性房颤,2 503 例(96.1%)例为非瓣膜性房颤。中国成人年龄标化后的房颤患病率总体为 1.6%,以此推算,我国房颤患病人群近 2 000 万。

二、房颤的危害

一方面,房颤可明显增加脑卒中、心功能不全、痴呆及全因死亡等的风险。另一方面,房颤对社会经济造成了很大的负担。鉴于房颤患病率随着年龄增长的特性、并发症治疗的费用、消融的手术费用等,其给社会经济带来的负担可能远比调查数据要高,且仍处于不断增长的趋势中。

(一) 脑卒中/系统性栓塞

房颤可明显增加缺血性脑卒中及系统性栓塞的风险,其年发生率分别约为 1.92% 和 0.24%。20%～30% 的缺血性脑卒中、10% 的隐源性脑卒中由房颤导致。房颤引起的心源性脑卒中有着起病重、易复发、致死致残率高的特征,其致残率和致死率可分别高达 60% 及 20%。由于体质差异,亚裔房颤患者较非亚裔更容易发生缺血性脑卒中,而矛盾的是出血性脑卒中的发生率亦较高。我国房颤患者脑卒中总体发生比例为 17.5%,其中瓣膜性、非瓣膜性房颤患者的发生比例分别为 26.9%、24.2%。在非瓣膜性房颤患者中,年龄大于 75 岁、高血压、糖尿病、左心房血栓是脑卒中发生的独立危险因素。

(二) 心衰

房颤患者可因快心室率、心室收缩不规律引起血流动力学紊乱、心脏重构,导致左心功能下降、心脏功能衰竭。研究表明,房颤可使心衰的患病率增加 3 倍。另一方面,由于房颤和心衰具有高血压、糖尿病等相同的危险因素,二者通常共存,20%～30% 的患者会合并心衰症状。而两者相互影响形成恶性循环,导致患者的心衰症状更加严重、死亡率更高。

(三) 认知功能障碍/痴呆

房颤可通过微栓塞、脑白质损伤、炎症、脑低灌注以及其他目前未知的脑卒中相关通路引起不同程度的认知功能障碍、痴呆。无论是否有脑卒中既往史,房颤可增加认知功能障碍/痴呆风险 1.4～1.6 倍。磁共振影响研究表明,房颤患者的无症状脑缺血风险较无房颤患者增加 2 倍。对于无脑卒中的患者,房颤亦可引起认知功能下降和海马体萎缩,对认知的影响表现在学习能力、记忆力、注意力、执行力等方面。

(四) 住院增加

超过 30% 的房颤患者每年至少住院 1 次,另有 10% 的患者年住院次数大于 2 次,这一比例较非房颤人群增加了近 2 倍(37.5% *vs.* 17.5%)。一项全国性队列研究表明,14%的住院患者主因为心房颤动,但其在院死亡率小于 1%。房颤患者住院的原因可归结为心血管系统异常(49%)、非心血管系统异常(43%)以及出血(8%)。

(五) 生活质量下降

超过 60% 房颤患者的生活质量及活动耐量会因生理、精神、药物的影响明显下降,其中 17% 的患者出现致残症状。女性、年轻及有并发症的房颤患者生活质量下降更为明显。房颤负荷可能对生活质量产生影响,但只有精神状态对症状及生活质量有预测价值。房颤患者通常更容易出现焦虑、抑郁等精神症状,16%～20% 的患者可出现上述症状,严重者甚至可产生自杀的念头。因此,症状及生活质量可以用于评估房颤的疗效。

(六) 死亡

房颤作为独立危险因素,可分别导致男性及女性患者的全因死亡风险增加 1.5 倍及 2 倍。房颤引起死亡有多方面因素,其中并发症起到重要作用。最近的研究表明,房颤患者死亡的原因包括心衰(14.5%)、肿瘤(23.1%)、感染(17.3%),而脑卒中相关的死亡仅占 6.5%。上述数据表明,除了脑卒中预防及心衰治疗,其他并发症的治疗也应得到重视,可减少房颤相关性死亡。

参考文献

[1] Staerk L,Sherer J A,Ko D,et al. Atrial fibrillation:epidemiology,pathophysiology,and clinical outcomes[J]. Circulation Research,2017,120(9):1501-1517.

[2] 《中国心血管健康与疾病报告》编写组.《中国心血管健康与疾病报告 2019》要点解读[J]. 中国心血管杂志,2020,25(5):401-410.

[3] Mou L,Norby F L,Chen L Y,et al. Lifetime risk of atrial fibrillation by race and socioeconomic status:ARIC study (atherosclerosis risk in communities)[J]. Circulation Arrhythm Electrophysiol,2018,11(7):e006350.

[4] Zhou Z,Hu D. An epidemiological study on the prevalence of atrial fibrillation in the Chinese population of mainland China[J]. Journal of Epidemiology,2008,18(5):209-216.

[5] Du X,Guo L,Xia S,et al. Atrial fibrillation prevalence,awareness and management in a nationwide survey of adults in China[J]. Heart,2021,107(7):535-541.

[6] Shi S,Tang Y,Zhao Q,et al. Prevalence and risk of atrial fibrillation in China:A national cross-sectional epidemiological study[J]. Lancet Regional Health West Pacific,2022,23:100439.

[7] 黄从新,张澍,黄德嘉,等. 心房颤动:目前的认识和治疗的建议—2018[J]. 中国心脏起搏与心电生理杂志,2018,32(4):315-368.

[8] Chao T F,Joung B,Takahashi Y,et al. 2021 Focused update of the 2017 consensus guidelines of the Asia Pacific Heart Rhythm Society (APHRS) on stroke prevention in atrial fibrillation[J]. Journal of Arrhythmia,2021,37(6):1389-1426.

[9] Morin D P,Bernard M L,Madias C,et al. The state of the art:atrial fibrillation epidemiology,prevention,and treatment[J]. Mayo Clinic Proceedings,2016,91(12):1778-1810.

［10］Knecht S，Oelschläger C，Duning T，et al．Atrial fibrillation in stroke-free patients is associated with memory impairment and hippocampal atrophy［J］．European Heart Journal，2008，29（17）：2125-2132．

［11］Kim M H，Johnston S S，Chu B C，et al．Estimation of total incremental health care costs in patients with atrial fibrillation in the United States［J］．Circulation-Cardiovascular Quality and Qutcomes，2011，4（3）：313-320．

［12］Konig S，Ueberham L，Schuler E，et al．In-hospital mortality of patients with atrial arrhythmias：insights from the German-wide Helios hospital network of 161 502 patients and 34 025 arrhythmia-related procedures［J］．European Heart Journal，2018，39（44）：3947-3957．

［13］Steinberg B A，Kim S，Fonarow G C，et al．Drivers of hospitalization for patients with atrial fibrillation：results from the Outcomes Registry for Better Informed Treatment of Atrial Fibrillation（ORBIT-AF）［J］．American Heart Journal，2014，167（5）：735-742．

［14］Freeman J V，Simon D N，Go A S，et al．Association between atrial fibrillation symptoms，quality of life，and patient outcomes：results from the outcomes registry for better informed treatment of atrial fibrillation（ORBIT-AF）［J］．Circulation-Cardiovascular Quality and Outcomes，2015，8（4）：393-402．

［15］Magnussen C，Niiranen T J，Ojeda F M，et al．Sex differences and similarities in atrial fibrillation epidemiology，risk factors，and mortality in community cohorts：results from the biomarcare consortium（biomarker for cardiovascular risk assessment in Europe）［J］．Circulation，2017，136（17）：1588-1597．

［16］An Y，Ogawa H，Yamashita Y，et al．Causes of death in Japanese patients with atrial fibrillation：the fushimi atrial fibrillation registry［J］．European Heart Journal Quality Care Clinical Outcomes，2019，5（1）：35-42．

第十七章 ·心·房·颤·动·分·级·诊·疗

不同类型的房颤患者筛查要点

周晓茜

目前,全球约有 4 000 万例房颤患者,伴随着人口老龄化和患病危险因素的增加,未来几十年内房颤的患病率还将大幅升高。房颤患者有较高的致残率和致死率,但疾病早期可能没有症状或者症状轻微,因此房颤早期的筛查和干预显得尤为重要。

一、筛查人群

应对高度怀疑房颤,或者有房颤危险因素的人群进行筛查。《心房颤动:目前的认识和治疗建议(2021)》推荐接受筛查的个体须被告知房颤筛查的重要性和治疗意义。

二、筛查工具和方法

近年来,随着技术的进步,房颤筛查的工具也逐渐多样化。可以提示房颤的筛查方法包括血压测量、脉搏触诊、智能手机(手表)提示脉搏紊乱等。有诊断价值的院内最常用的筛查工具包括:12 导联心电图、动态心电图、心电监护、植入型心电监测仪等。院外常用筛查工具包括:单导联心电图、长程心电记录仪(external loop recording,ELR)(7~14 天或更长)、可穿戴式心电监护仪、远程心电监护仪、带心电图检测功能的智能手表或手机、植入器械等。根据 ESC 房颤指南 2020 版的推荐,只有多导联心电图记录到房颤,或者单导联心电图中记录到≥30 秒的房颤后,才能确诊,这对房颤筛查提出了明确的要求。

三、不同房颤患者的筛查

根据指南推荐,按照发作频率和持续时间,房颤可以分为:阵发性房颤、持续性房颤、长程持续性房颤和永久性房颤,不同类型房颤的筛查方式不同。

(一)(长程)持续性/永久性房颤的筛查

由于房颤发作时间长,患者体检或者门诊就诊时,通过听诊、测量脉搏、12 导联心电图就能及时、准确地诊断,可以继续做 24 小时动态心电图评估房颤的整体心室率等。

（二）阵发性房颤的筛查

此类患者由于发作时间短，或症状轻微容易被忽略，导致不能及时明确诊断。常用的检查方法，如心电图和动态心电图也无法检测到房颤发作。对于此类患者可以考虑使用智能移动设备、长程监测或者植入型心电监测仪（leadless implantable cardiac monitor，ICM）等筛查方法。

1. 智能移动设备

随着医疗技术的发展，诸多健康 APP 和监测设备可用于房颤的筛查，部分已经经过临床验证。苹果智能手表研究中包括 419 297 名美国自主注册智能手表应用程序的用户（平均年龄 40 岁），其中 0.5% 用户监测到不规则的脉搏（40 岁以下占 0.15%，65 岁及以上占 3.2%），再进行 1 周的心电图监测，结果显示 34% 的用户曾发生房颤。华为智能手表心脏健康研究入组了 187 912 名用户（平均年龄 35 岁，男性占 86.7%），其中 0.23% 的用户收到"疑似房颤"的通知。在有效随访的用户中，87% 被确诊为房颤，阳性预测值为 91.6%。2017 EHRA/HRS/APHRS/SOLAECE 房颤筛查共识文件中指出智能手表检测房颤的敏感性（98.5%）和特异性（91.4%）明显高于血压测量和脉搏检测，与单导心电图类似，可作为院外筛查的主要工具之一。

2. 长程心电记录仪

Sejr M 等在 1 412 例缺血性脑卒中/短暂性脑缺血发作但未曾发生房颤的患者中植入 ELR，结果 ELR 自动分析 219/1 412 例（15.5%）患者为房颤，其中 57/219 例患者被心脏病专家诊断为房颤。ELR 判定房颤的灵敏度为 84%，特异性为 98%，可作为脑卒中患者房颤筛查的工具。Nagashima K 等将 24 小时动态心电图和 14 天长程心电记录仪用于筛查早期房颤，结果发现 14 天长程心电记录仪对房颤的检测更有效。

3. 植入型心电监测仪

ICM 对房颤的检测显示了较高灵敏度和特异性。长达 3 年的连续监测、微创植入使得患者的耐受性良好。但是前期植入费用大、后期事件分析的成本较高，在一定程度上限制了 ICM 的应用。有研究显示，ICM 检测房颤的准确性高，其敏感性和特异性优于体外 ELR。

4. 既往植入永久起搏器（permanent pacemakerm，PM）/埋藏式心脏转复除颤器（imburied cardioverter defibrillator，ICD）

具有心房起搏器功能的 PM 和 ICD 能持续监测心房的节律，检测出患者心房高频事件（high frequency atrial event，AHRE）、房颤负荷和无症状性房颤的发作。Podd 等比较了 ICM 和 PM 监测功能，对心律失常负荷和新发房颤治疗的效果进行了评价。由于 ICM 使用中存在一定的干扰，降低了其在房颤筛查中的特异性和敏感性，而 PM 评价房颤发作和负荷的准确性更高。尽管如此，如果以零房颤负荷为治疗目标，ICM 的阴性预测值仍然令人满意。

（三）具有危险因素和合并症人群的筛查

指南对高危人群的筛查有如下推荐。

1. 老年

随着年龄增长,房颤的发生率不断增加,75 岁以上人群可高达 10%。指南推荐年龄≥65 岁者,通过脉搏触诊或心电图来进行房颤筛查(Ⅰ,B);年龄≥75 岁者,进行系统性心电图筛查(Ⅱa,B)。

2. 器械植入术后

既往植入 PM 或 ICD 的患者,随访过程中应常规记录 AHRE 情况(Ⅰ,B)。

3. (隐源性)脑卒中后

房颤患者发生脑卒中的风险是非房颤患者的 5 倍,但经过抗凝治疗,房颤患者脑卒中的风险可下降 67%,因此及早发现和管理可以使房颤患者早期受益。国际权威房颤组织 AF-SCREEN 国际协作组 2019 年发布的房颤筛查白皮书中指出:在原因不确定的缺血性脑卒中病例中,应根据心房心肌病的征象(如心房扩大、房性早搏、利钠肽水平升高)指导房颤监测的强度或时长。脑卒中的房颤监测需要有完整的心电图监测记录,并由心脏病专家进行判读确认。缺血性脑卒中或短暂性脑缺血发作患者在发病后应该连续 72 小时进行心电监测。

总之,对于房颤患者的筛查,应遵循简单、便捷、有效的原则。运用院内常用工具未能发现房颤的患者,应重视院外筛查工具的应用,器械植入有助于进一步提高房颤筛查的准确性。此外,医患双方对房颤认知度的提高、患者良好的依从性也是成功筛查的关键因素。

参考文献

［1］ Hindricks G，Potpara T，Dagres N，et al. 2020 ESC Guidelines for the diagnosis and management of atrial fibrillation developed in collaboration with the European Association for Cardio-Thoracic Surgery（EACTS）：the task force for the diagnosis and management of atrial fibrillation of the European Society of Cardiology（ESC）developed with the special contribution of the European Heart Rhythm Association（EHRA）of the ESC[J]. European Heart Journal，2021，42(5)：373-498.

［2］ Perez M V，Mahaffey K W，Hedlin H，et al. Large-scale assessment of a smartwatch to identify atrial fibrillation[J]. New England Journal of Medicine，2019，381(20)：1909-1917.

［3］ Guo Y，Wang H，Zhang H，et al. Population-based screening or targeted screening based on initial clinical risk assessment for atrial fibrillation：a report from the Huawei Heart Study[J]. Journal of Clinical Medicine，2020，9(5)：1493.

［4］ Mairesse G H，Moran P，van Gelder I C，et al. Screening for atrial fibrillation：a European Heart Rhythm Association（EHRA）consensus document endorsed by the Heart Rhythm Society（HRS），Asia Pacific Heart Rhythm Society（APHRS），and Sociedad Latinoamericana de Estimulación Cardíaca y Electrofisiología（SOLAECE）[J]. Europace，2017，19(10)：1589-1623.

［5］ Sejr M H，May O，Damgaard D，et al. External continuous ECG versus loop recording for atrial fibrillation detection in patients who had a stroke[J]. Heart，2019，105(11)：848-854.

［6］ Nagashima K，Okumura Y，Yokoyama K，et al. Comparison of continuous 24-h and 14-day monitoring for detection of otherwise unknown atrial fibrillation：a registry to identify Japanese concealed atrial fibrillation（REAL-AF）-based study［J］. Heart and Vessels，2020，35（5）：689-698.

［7］Sanna T. Long-term monitoring to detect atrial fibrillation with the indwelling implantable cardiac monitors［J］. International Journal of Stroke，2018，13(9)：893-904.

［8］Ciconte G, Saviano M, Giannelli L, et al. Atrial fibrillation detection using a novel three-vector cardiac implantable monitor：the atrial fibrillation detect study［J］. Europace，2017，19(7)：1101-1108.

［9］Ritter M A, Kochhäuser S, Duning T, et al. Occult atrial fibrillation in cryptogenic stroke：detection by 7-day electrocardiogram versus implantable cardiac monitors［J］. Stroke，2013，44(5)：1449-1452.

［10］Sanders P, Pürerfellner H, Pokushalov E, et al. Performance of a new atrial fibrillation detection algorithm in a miniaturized insertable cardiac monitor：results from the Reveal LINQ Usability Study ［J］. Heart Rhythm，2016，13(7)：1425-1430.

［11］Podd S J, Sugihara C, Furniss S S, et al. Are implantable cardiac monitors the 'gold standard' for atrial fibrillation detection? A prospective randomized trial comparing atrial fibrillation monitoring using implantable cardiac monitors and DDDRP permanent pacemakers in post atrial fibrillation ablation patients［J］. Europace，2016，18(7)：1000-1005.

［12］Schnabel R B, Haeusler K G, Healey J S, et al. Searching for Atrial Fibrillation Poststroke：A White Paper of the AF-SCREEN International Collaboration［J］. Circulation，2019，140(22)：1834-1850.

房颤脑卒中风险评估和抗凝出血评估

余金波

相关研究证实,房颤是导致脑卒中的独立危险因素,与无房颤者相比,房颤相关脑卒中患者的病死率、致残率以及住院天数均显著升高。预防房颤引起的血栓栓塞事件,特别是脑卒中,是房颤治疗策略中的重要环节。在血栓栓塞风险较高的房颤患者中,应用口服抗凝药物可显著减少血栓栓塞事件,并改善患者的预后。因此,准确有效地进行脑卒中风险评估,对于房颤患者的抗凝治疗有着指导意义。

一、脑卒中风险评估

2006 年 ACC/AHA/ESC 房颤指南首次提出采用 $CHADS_2$ 评分法(表 18-1)评估非瓣膜性房颤卒中风险,即根据患者是否有心衰(1 分)、高血压(1 分)、年龄≥75 岁(1 分)、

表 18-1 非瓣膜病性房颤脑卒中风险评分

危险因素	$CHA_2DS_2\text{-}VASc$ 评分标准	$CHADS_2$ 评分标准
慢性心衰/左心功能障碍(C)	1	1
高血压(H)	1	1
年龄≥75 岁(A)	2	1
糖尿病(D)	1	1
脑卒中/TIA/血栓栓塞病(S)	2	2
血管疾病(V)	1	
年龄 65~74 岁(A)	1	/
性别(女性)(Sc)	1	
最高积分	9	6

注:TIA=短暂性脑缺血发作。

糖尿病(1分)和血栓栓塞病史(包括脑卒中、短暂性脑缺血发作或非中枢性血栓栓塞)(2分)进行评分,根据评分总分将脑卒中风险分为低危(0分)、中危(1分)和高危(≥2分)。2010年ESC房颤指南则首次纳入$CHA_2DS_2\text{-}VASc$评分(表18-2)进行脑卒中风险评估,该评分在$CHADS_2$评分基础上将年龄≥75岁由1分改为2分,增加了血管疾病(1分)、年龄65~74岁(1分)和性别(女性1分)3个危险因素。2012年ESC房颤指南中,$CHA_2DS_2\text{-}VASc$评分被优先推荐应用于房颤脑卒中风险评估。与$CHADS_2$评分相比,$CHA_2DS_2\text{-}VASc$评分增加且进一步细化了脑卒中危险因素,能够更为精确地筛选出低危脑卒中患者。目前,中国及欧美指南均推荐采用$CHA_2DS_2\text{-}VASc$评分评价患者的脑卒中风险,$CHA_2DS_2\text{-}VASc$评分≥1分的男性或≥2分的女性房颤患者均推荐接受抗凝治疗,并强调动态评估患者的脑卒中风险。

表 18-2　心房颤动 $CHA_2DS_2\text{-}VASc$ 评分与年脑卒中率

$CHA_2DS_2\text{-}VASc$ 评分	校正的年脑卒中率	$CHA_2DS_2\text{-}VASc$ 评分	校正的年脑卒中率
0	0	5	6.7%
1	1.3%	6	9.8%
2	2.2%	7	9.6%
3	3.2%	8	6.7%
4	4.0%	9	15.2%

$CHA_2DS_2\text{-}VASc$ 积分≥2分的男性或≥3分的女性房颤患者,血栓事件的年发生率较高,抗凝治疗带来的临床净获益明显。诸多临床研究也提示,$CHA_2DS_2\text{-}VASc$ 积分≥1分的男性或≥2分的女性房颤患者,服用抗凝药物亦有较明显的临床净获益。值得注意的是,在没有其他血栓栓塞危险因素的情况下,性别(女)这一因素不增加脑卒中风险。阵发性、持续性或永久性房颤都具有血栓栓塞风险,其抗凝决策均取决于危险分层而不是房颤类型;房扑的抗凝原则与房颤相同。因此,男性评分≥2分、女性评分≥3分的房颤和/或房扑患者应推荐抗凝治疗;评分为1分(除外女性性别得分)者,根据获益与风险衡量,可考虑采用口服抗凝药;评分为0分的患者,不用抗凝药物或抗血小板药物。

研究显示,肥厚型心肌病是房颤患者血栓栓塞的独立危险因素,应行抗凝治疗,2020版ESC房颤指南已将其纳入房颤脑卒中风险评分系统。另外,心腔内有血栓或有自发显影现象,也是抗凝治疗的适应证。

房颤患者的脑卒中风险并非一成不变,随着新发危险因素的出现,如高血压、糖尿病、年龄增长等,个体的脑卒中风险也会相应增加。因此,最初评估为低脑卒中风险的患者,应在4~6个月后重新评估。

二、抗凝出血风险评估

在对房颤患者进行抗凝治疗之前应当评估其出血风险,2010欧洲心脏病学会(ESC)房颤管理指南推荐使用HAS-BLED评分评估房颤患者抗凝出血风险(表18-3)。易引起出血的因素包括:H—未控制好的高血压(如收缩压>160 mmHg)、A—肝肾功能损害、

S—脑卒中、B—出血史、L—国际标准化比值(INR)易波动、E—老年(如年龄≥65岁)、D—药物(如联用抗血小板或非甾体抗炎药)或嗜酒等,其分值越高,出血风险越大。一项研究显示,HAS-BLED≥3分较0分患者的出血风险比值为8.56,应用HAS-BLED评分有助于早期识别高出血风险的房颤患者(≥3分者),预防可干预的出血危险因素以便早期进行临床检查和随访。

表 18-3　HAS-BLED 评分

临床特点	计分	临床特点	计分
高血压(H)	1分	INR值易波动(L)	1分
肝肾功能异常(各1分)(A)	1或2分	老年(如年龄≥65岁)(E)	1分
脑卒中(S)	1分	药物或嗜酒(各1分)(D)	1或2分
出血(B)	1分	最高值	9分

注:高血压定义为收缩压>160 mmHg;肝功能异常定义为慢性肝病(如肝纤维化)或胆红素>2倍正常上限,丙氨酸氨基转移酶>3倍正常上限;肾功能异常定义为慢性透析或肾移植或血清肌酐≥200 μmol/L;出血指既往出血史和/或出血倾向;INR值易波动指INR不稳定,在治疗窗内的时间<60%;药物为合并应用抗血小板药物或非甾体抗炎药。

　　除了上述HAS-BLED评分外,为进一步仔细评估及纠正存在的出血危险因素,目前出血危险因素评估中还包含了ORBIT评分、ATRIA评分、ABC评分中的一些危险因素,如贫血、血小板数量减少或功能异常、透析依赖的肾脏疾病或肾脏移植患者、肝硬化、恶性肿瘤、遗传因素、基于生物标志物的出血危险评估(肌钙蛋白、生长分化因子-15、血清肌酐/肌酐清除率比值等)。

　　根据2020年ESC房颤指南,可按严重程度将抗凝相关的出血分为三类:轻微出血、中重度出血以及危及生命的大出血。

　　(1)轻微出血:可延迟给药或停用下一剂药物;重新评估抗凝药物和剂量选择。

　　(2)中重度出血:使用抗凝药物拮抗剂,如服用华法林的患者使用维生素K;机械压迫;胃肠道出血采用内窥镜止血或手术止血;补液;必要时采用红细胞替代治疗或血小板替代治疗;积极查找出血原因。

　　(3)危及生命的大出血:在积极输血、补液、输注凝血酶原复合物、抢救生命的同时使用足量抗凝药物拮抗剂。

三、综合评估

　　从房颤患者血栓栓塞危险分层和抗凝出血危险评估可以看出,出血和血栓栓塞具有很多相同的危险因素,例如高龄和血栓栓塞史,既是脑卒中也是出血的重要危险因素。出血风险增高者发生血栓栓塞事件的风险往往也高,这些患者接受抗凝治疗的临床净获益可能更大。因此,只要患者具备抗凝治疗的适应证仍应进行抗凝治疗,而不应将HAS-BLED评分升高视为抗凝治疗的禁忌证。对于HAS-BLED评分≥3的患者,应注意筛查并纠正增加出血风险的可逆因素,例如未控制好的高血压(收缩压>160 mmHg)、INR不稳定、合用一些可能增加出血风险的药物(如阿司匹林)以及酗酒等,并在开始抗凝治疗之后加强监测。

　　抗凝治疗的临床净获益是在减少血栓栓塞事件和不明显增加严重出血之间的平衡，除了根据患者个体化的危险因素进行客观评估外，对患者的教育和患者接受抗凝治疗的意愿均会对治疗的依从性产生明显影响。

参考文献

[1] Wolf P A, Abbott R D, Kannel W B. Atrial fibrillation as an independent risk factor for stroke: the Framingham Study[J]. Stroke, 1991, 22(8): 983-988.

[2] Lin H J, Wolf P A, Kelly-Hayes M, et al. Stroke severity in atrial fibrillation. The Framingham Study[J]. Stroke, 1996, 27(10): 1760-1764.

[3] Hart R G, Pearce L A, Aguilar M I. Meta-analysis: antithrombotic therapy to prevent stroke in patients who have nonvalvular atrial fibrillation[J]. Annals of Internal Medicine, 2007, 146(12): 857-867.

[4] January C T, Wann L S, Alpert J S, et al. 2014 AHA/ACC/HRS guideline for the management of patients with atrial fibrillation: a report of the American College of Cardiology/American Heart Association Task Force on Practice Guidelines and the Heart Rhythm Society[J]. Journal of the American College of Cardiology, 2014, 64(21): e1-e76.

[5] Hindricks G, Potpara T, Dagres N, et al. 2020 ESC Guidelines for the diagnosis and management of atrial fibrillation developed in collaboration with the European Association for Cardio-Thoracic Surgery (EACTS): the task force for the diagnosis and management of atrial fibrillation of the European Society of Cardiology (ESC) developed with the special contribution of the European Heart Rhythm Association (EHRA) of the ESC[J]. European Heart Journal, 2021, 42(5): 373-498.

[6] Giugliano R P, Ruff C T, Braunwald E, et al. Edoxaban versus warfarin in patients with atrial fibrillation[J]. New England Journal of Medicine, 2013, 369(22): 2093-2104.

[7] Guo Y, Apostolakis S, Blann A D, et al. Validation of contemporary stroke and bleeding risk stratification scores in non-anticoagulated Chinese patients with atrial fibrillation[J]. International Journal of Cardiology, 2013, 168(2): 904-909.

[8] Ruff C T, Giugliano R P, Braunwald E, et al. Comparison of the efficacy and safety of new oral anticoagulants with warfarin in patients with atrial fibrillation: a meta-analysis of randomised trials [J]. Lancet, 2014, 383(9921): 955-962.

[9] Lip G Y, Al-Khatib S M, Cosio F G, et al. Contemporary management of atrial fibrillation: what can clinical registries tell us about stroke prevention and current therapeutic approaches? [J]. Journal of the American Heart Association, 2014, 3(4): e001179.

[10] Olesen J B, Lip G Y, Lindhardsen J, et al. Risks of thromboembolism and bleeding with thromboprophylaxis in patients with atrial fibrillation: A net clinical benefit analysis using a 'real world' nationwide cohort study[J]. Thromb Haemost, 2011, 106(4): 739-749.

[11] Chao T F, Liu C J, Wang K L, et al. Should atrial fibrillation patients with 1 additional risk factor of the CHA2DS2-VASc score (beyond sex) receive oral anticoagulation? [J]. Journal of the American College of Cardiology, 2015, 65(7): 635-642.

房颤抗凝管理现代观点

王学成　李雄志

房颤是临床上最常见的持续性心律失常,不仅严重影响患者的生活质量,也会增加脑卒中、心衰和死亡等风险。由于房颤患者的心房丧失了正常的收缩功能,血流动力学出现紊乱,造成血流瘀滞,容易导致血栓的形成。与非房颤患者相比,房颤患者缺血性脑卒中风险增加约 5 倍。因此,合理规范的抗凝治疗管理对于预防房颤相关脑卒中至关重要。

一、房颤抗凝现状

目前,我国的抗凝治疗现状不容乐观,相关研究表明,我国仅有约 20％的房颤脑卒中高危患者接受了抗凝治疗。全球房颤研究中,中国房颤患者相较发达国家患者抗凝药物使用比例低,且华法林抗凝患者 INR 达标率很低。随着抗凝指南的更新与推广,临床医生应提高房颤抗凝意识,依据脑卒中风险评分规范进行抗凝治疗,同时,应向患者宣教房颤具体危害,提高患者抗凝治疗的依从性。

二、抗凝药物

临床常见的口服抗凝药有两大类,第一类是传统抗凝药物——维生素 K 拮抗剂,如华法林等;第二大类是非维生素 K 拮抗剂,早年称之为新型口服抗凝药物(new-oral-anticoagulant,NOAC)或直接口服抗凝药,主要包括凝血酶抑制剂达比加群、Ⅹa 因子抑制剂利伐沙班、阿哌沙班与艾多沙班。既往研究显示,华法林可降低房颤患者约 60％的脑卒中风险和 26％的全因死亡风险,临床应用经验较为丰富。但是,使用华法林需定期监测凝血功能,存在治疗剂量个体疗效差异性大、有效治疗窗窄、抗凝作用易受食物药物影响等局限性。

使用 NOAC 无需常规监测凝血功能,治疗窗较宽,起效和失效均较迅速,与药物食物相互作用发生率较低,可以固定剂量口服给药。RE-LY(达比加群酯)、ROCKET-AF(利伐沙班)、Aristotle(阿哌沙班)和 Engage-AF-TIMI48(艾多沙班)等多项临床研究均表明,与华法林相比,NOAC 在有效性、安全性、依从性方面具有显著优势。2021 年中国房颤专家共识及 2020 年 ESC 房颤指南均建议,在抗凝药物的选择中,如无 NOAC 的禁忌证(风湿性心脏病中、重度二尖瓣狭窄或机械瓣换瓣者合并房颤,需使用华法林),应首选 NOAC。

三、NOAC 临床使用注意事项

目前,我国临床常用的 NOAC 有达比加群酯 110 mg 和 150 mg,利伐沙班 15 mg 和 20 mg。临床应用时需根据患者的年龄、体重、肾功能、合并用药等个体化选择不同剂型,尤其注意特殊情况下 NOAC 的个体化应用,2020 年 ESC 房颤指南、2021 年中国房颤专家共识和 2021 年欧洲心律协会 NOAC 实践应用指南做了详细介绍。

1. 根据肌酐清除率选择 NOAC 药物和剂型

当内生肌酐清除率(creatinine clearance,CrCl)<15 mL/min 时,所有 NOAC 均不适用;当 15≤CrCl<30 mL/min 时,可以谨慎使用利伐沙班 15 mg,而达比加群两种剂型和利伐沙班 20 mg 均不推荐;当 30≤CrCl<50 mL/min 时,可以使用利伐沙班 15 mg,达比加群两种剂型可以谨慎使用;当 CrCl≥50 mL/min 时,所有 NOAC 类药物均可使用,详见表 19-1。

表 19-1 肾功能不全患者 NOAC 的推荐剂量

CrCl/(mL·min^{-1})	达比加群/mg	利伐沙班/mg	阿哌沙班/mg
≥50	150,bid	20,qd	5,bid
30≤CrCl<50	110,bid	15,qd	5,bid
15≤CrCl<30	禁用	15,qd(慎用)	2.5,bid
<15	禁用	禁用	禁用

注:bid=每天 2 次;qd=每天 1 次。

2. 高龄患者抗凝药物选择

目前我国已经进入"老龄化社会",老年人有其独特的特点:身体衰弱,合并症多,脑卒中风险大,因此需个体化选择抗凝药物。衰弱的老年房颤患者不应拒绝抗凝治疗,使用 NOAC 会有更多获益。因高龄患者的脏器功能逐渐衰退,而肝肾功能不全会导致药物经肝代谢能力下降、肾排泄能力减少,从而引起药物过量或蓄积。因此,高龄患者建议予低剂量 NOAC,同时根据肝肾功能调整药物剂量。

3. 特殊人群

育龄期女性均应慎用 NOAC,孕期禁用 NOAC。

四、复律期间抗凝治疗

房颤拟行复律治疗前应至少有效抗凝 3 周或以上,即服用治疗剂量的 NOAC 或者 INR 达标 3 周或以上。对于服药依从性差或有较高左心房血栓形成风险的患者,复律前应行经食管超声心动图(trans esophageal echocardiography,TEE)排除心内血栓。若

TEE 显示有血栓征象,应至少抗凝治疗 3 周或更长时间,待复查 TEE 证实无血栓时再行复律。若房颤发作<48 小时,可不进行 TEE 检查,直接复律。2017 年 HRS/EHRA/ECAS/APHRS 房颤消融指南指出,不论 CHA_2DS_2-VASc 评分多少,复律后均应口服抗凝药至少 4 周,遵循"前三后四"原则。2020 年 ESC 房颤指南指出,复律后伴高卒中风险,即 CHA_2DS_2-VASc 评分≥1 分(男)或≥2 分(女)的患者,需终身抗凝治疗;若患者脑卒中风险低,即 CHA_2DS_2-VASc 评分 0 分(男)或 1 分(女),但房颤发作≥48 小时,复律后抗凝治疗 4 周即可;若患者脑卒中风险低且房颤发作<48 小时,复律后是否需要抗凝以及抗凝治疗时间长短的问题,目前仍不确定,有待进一步研究确认。

五、导管消融围手术期抗凝治疗

所有接受导管消融的房颤患者均应规范抗凝,并且强调导管消融不能替代抗凝治疗,所有患者应在导管消融后接受口服抗凝治疗至少 8 周。2020 年 ESC 房颤指南推荐围手术期应不间断使用华法林或 NOAC 进行抗凝治疗,术后继续接受口服抗凝治疗至少 2 月,2 月后是否继续抗凝,取决于患者的脑卒中风险而非消融后心律情况。

六、房颤合并急性冠状动脉综合征或 PCI 的抗栓治疗

房颤是冠心病患者死亡的独立预测因素,急性冠状动脉综合征(acute coronary syndrome,ACS)患者中合并房颤比例为 10%～21%,且均为脑卒中中高危患者需要抗凝治疗。而 ACS 或 PCI 术后患者,则需双联抗血小板治疗(dual antiplatelet therapy,DAPT)预防再缺血及支架内血栓发生。房颤合并 ACS 或 PCI 术后的患者,若同时进行抗凝和抗血小板治疗,将显著增加出血的风险,因此临床如何选择抗栓策略至关重要。

2020 版 ESC 房颤指南及我国 2021 年房颤专家共识均指出,应根据血栓栓塞风险和出血风险决定抗栓治疗方案。相关研究表明,以华法林为基础的双联方案(VKA+P2Y12 抑制剂)与三联方案(VKA+P2Y12 抑制剂+阿司匹林)相比可显著减少大出血发生而不增加血栓栓塞事件。另外,双联方案(NOAC+P2Y12 抑制剂)与三联方案(VKA+P2Y12 抑制剂+阿司匹林)相比,显著减少大出血和颅内出血的发生,预防脑卒中效果类似,轻度增加近期支架相关血栓风险,而心血管事件和总死亡率无差异。总之,现有证据表明,双联方案(NOAC+P2Y12 抑制剂)安全性优于、疗效不逊于三联方案(NOAC+P2Y12 抑制剂+阿司匹林),但对血栓风险高而出血风险低的 PCI 术后房颤患者,短期[<1 周(Ⅰ类,证据级别 A)或<1 个月(Ⅱa 类,证据级别 C)]的三联方案也是合理的。ACS 合并房颤未行 PCI 治疗者可直接双联方案治疗(NOAC+P2Y12 抑制剂),6 个月后改单一抗凝治疗。对 ACS 接受 PCI 的患者,双联方案应持续 6～12 个月,12 个月后单用抗凝(Ⅰ类,证据级别 A),而在慢性冠状动脉综合征患者,接受 PCI 后双联方案可缩短至 3～6 个月,后改为单用抗凝(Ⅰ类,证据级别 B)。联合方案中,抗凝药优选 NOAC,而抗血小板药物因替格瑞洛和普拉格雷可能会增加大出血的风险,故优选氯吡格雷。对胃肠道出血风险高的患者,联合质子泵抑制剂治疗是合理的。

综上，所有房颤患者均应首先进行脑卒中风险评估，对于中高危房颤患者启动抗凝治疗前应进行出血风险评估，纠正可调控的出血危险因素，选择优化的抗凝药物和方案，注意监测并积极处理抗凝相关出血问题。与华法林相比，NOAC 具有独特的优势，对非瓣膜性房颤应优先推荐。房颤导管消融围手术期推荐不间断抗凝治疗，术后至少抗凝 8 周，此后是否长期抗凝取决于患者的房颤脑卒中评分是否高危。当房颤合并 ACS 或 PCI 术后等情况时，应根据脑卒中、血栓、出血风险，个体化调整抗凝抗栓方案。

参考文献

［1］中华医学会心电生理和起搏分会，中国医师协会心律学专业委员会，中国房颤中心联盟心房颤动防治专家工作委员会.心房颤动：目前的认识和治疗建议（2021）［J］.中华心律失常学杂志，2022，26（1）：15-88.

［2］Hindricks G，Potpara T，Dagres N，et al. 2020 ESC Guidelines for the diagnosis and management of atrial fibrillation developed in collaboration with the European Association for Cardio-Thoracic Surgery（EACTS）：the task force for the diagnosis and management of atrial fibrillation of the European Society of Cardiology（ESC）Developed with the special contribution of the European Heart Rhythm Association（EHRA）of the ESC［J］. European Heart Journal，2021，42（5）：373-498.

［3］Fuster V，Rydén L E，Cannom D S，et al. ACC/AHA/ESC 2006 guidelines for the management of patients with atrial fibrillation — executive summary：a report of the American College of Cardiology/American Heart Association Task Force on Practice Guidelines and the European Society of Cardiology Committee for Practice Guidelines（Writing Committee to Revise the 2001 Guidelines for the Management of Patients With Atrial Fibrillation）［J］. Journal of the American College of Cardiology，2006，48（4）：854-906.

［4］Camm A J，Lip G Y，De Caterina R，et al. 2012 focused update of the ESC Guidelines for the management of atrial fibrillation：an update of the 2010 ESC Guidelines for the management of atrial fibrillation — developed with the special contribution of the European Heart Rhythm Association［J］. Europace，2012，14(10)：1385-413.

［5］Hindricks G，Potpara T，Dagres N，et al. 2020 ESC Guidelines for the diagnosis and management of atrial fibrillation developed in collaboration with the European Association for Cardio-Thoracic Surgery（EACTS）［J］. European Heart Journal，2021；42(5)：373-498.

［6］Gao Q，Fu X，Wei J W，et al. Use of oral anticoagulation among stroke patients with atrial fibrillation in China：the ChinaQUEST（Quality evaluation of stroke care and treatment）registry study［J］. International Journal of Stroke，2013，8(3)：150-154.

［7］Kakkar A K，Mueller I，Bassand J P，et al. International longitudinal registry of patients with atrial fibrillation at risk of stroke：global anticoagulant registry in the FIELD（GARFIELD）［J］. American Heart Journal，2012，163(1)：13-19.

［8］Steffel J，Collins R，Antz M，et al. 2021 European Heart Rhythm Association Practical Guide on the use of non-vitamin K antagonist oral anticoagulants in patients with atrial fibrillation［J］. Europace，2021，23(10)：1612-1676.

［9］Calkins H，Hindricks G，Cappato R，et al. 2017 HRS/EHRA/ECAS/APHRS/SOLAECE expert consensus statement on catheter and surgical ablation of atrial fibrillation［J］. Heart Rhythm，2017，14(10)：e275-e444.

［10］Lip G Y H，Collet J P，Haude M，et al. 2018 Joint European consensus document on the management of antithrombotic therapy in atrial fibrillation patients presenting with acute coronary syndrome and/or undergoing percutaneous cardiovascular interventions：a joint consensus document of the European Heart Rhythm Association（EHRA），European Society of Cardiology Working Group on Thrombosis，European Association of Percutaneous Cardiovascular Interventions（EAPCI），and European Association of Acute Cardiac Care（ACCA）endorsed by the Heart Rhythm Society（HRS），Asia-Pacific Heart Rhythm Society（APHRS），Latin America Heart Rhythm Society（LAHRS），and Cardiac Arrhythmia Society of Southern Africa（CASSA）［J］. Europace，2019，21(2)：192-193.

房颤导管消融适应证和围手术期管理

黄　晶

节律控制是房颤综合管理的重要组成部分。将房颤转复为正常的窦性节律(以下简称"窦律")并长期维持窦律无疑会带来更多的临床获益。然而传统的抗心律失常药物在转复及维持窦律方面的效果不尽理想,并且会导致诸多不良反应。近些年来,房颤导管消融治疗在理念、器械和技术等多方面都有着迅猛的发展,临床试验证据不断积累。导管消融在控制房颤症状、减少房颤复发,甚至在改善预后方面已经具有越来越明显的优势。因此,导管消融作为根治房颤的一种安全有效的手段在多个国际指南中拓宽了适应证,获得了更高的推荐等级。在此背景下,我国房颤导管消融也呈现快速增长的态势,在国内经验丰富的心电生理中心,其成功率和并发症发生率已不亚于国际一流中心。本章将着重阐述房颤导管消融的适应证和围手术期管理。

一、房颤导管消融适应证

(一) 概述

大量临床研究已证实房颤导管消融的有效性和安全性,在维持窦律方面显著优于药物治疗,可显著改善症状和生活质量。在 CABANA 研究中,导管消融未能显著降低由全因死亡、脑卒中致残、严重出血和心脏骤停等组成的复合终点发生率。近期公布的 EAST-AFNET 4 研究表明,具有心血管危险因素的新诊断房颤患者(1 年内),与常规治疗相比,采用早期节律控制可显著降低由心血管死亡、脑卒中和心衰加重或 ACS 所致住院等组成的复合终点发生率。EAST-AFNET 4 研究中,节律控制组仅约 20%患者通过导管消融进行了早期节律控制。进一步的亚组分析提示,无症状性房颤患者从早期节律控制策略中的获益与症状性房颤患者相仿。

房颤导管消融适应证详见表 20-1。近 20 余年大量的临床实践中已积累了较多的阵发性房颤、持续性房颤(伴或不伴房颤复发的主要预测因素)、房颤合并心功能不全及新诊断房颤患者的导管消融证据。但房颤是一种增龄性疾病,即使消融成功,随着患者年龄增加可能再发,因此需要终身监测。目前较明确的房颤导管消融术后复发的主要预测因素包括患者年龄、房颤持续时间、左心房内径、心房基质情况(需心脏核磁或术中基质标测评估)、肾功能等。

表 20-1　房颤导管消融适应证

建议	推荐级别	推荐级别
导管消融的治疗选择应与患者共同决定	I	C
症状性阵发性房颤患者,以肺静脉电隔离为主要策略的导管消融可作为一线治疗	I	A
症状性持续性房颤患者,无论是否合并复发的主要预测因素,经至少一种 I 类或 III 类 AAD 治疗后效果不佳或不能耐受者,可导管消融	I	A
合并左心室射血分数下降的房颤患者,若高度怀疑为心律失常性心肌病,可行导管消融以改善心功能	I	B
对具有心血管危险因素的新诊断房颤患者(1 年内),应积极进行包括导管消融在内的早期节律控制策略	I	B
不合并复发的主要预测因素的症状性持续性房颤患者,在使用 I 类或 III 类 AAD 治疗前,导管消融可作为一线治疗	IIa	A
伴有快慢综合征的房颤患者,导管消融可作为合理治疗选择	IIa	B
合并左心室射血分数下降的房颤患者,可行导管消融以改善生存率并减少心衰住院次数	IIa	B
高龄患者(≥75 岁)或肥厚型心肌病患者房颤导管消融适应证与一般患者相同	IIa	B
合并房颤复发的主要预测因素的症状性持续性房颤患者,在使用 I 类或 III 类 AAD 治疗前,导管消融可作为一线治疗	IIb	C
对具有心血管危险因素的新诊断无症状房颤患者(1 年内),可积极进行包括导管消融在内的早期节律控制策略	IIb	B
存在抗凝禁忌的房颤患者	III	C

注:AAD=抗心律失常药物(antiarrhythmic drugs)。

1. 阵发性房颤

对于阵发性房颤患者,导管消融在维持窦律、减少房颤负荷、改善症状和运动耐量、提高生活质量等方面均明显优于 AAD。新近研究证实导管消融作为症状性阵发性房颤的首选治疗安全有效,为导管消融作为阵发性房颤一线治疗提供了依据。

2. 持续性房颤

随着一系列临床试验的发布及导管消融经验的积累,导管消融在持续性房颤治疗中的作用得到了肯定。在对持续房颤患者进行导管消融前,应对上述主要预测因素进行全面评估以决定治疗策略。虽然在房颤分类中,持续时间超过 1 年定义为长期持续性房颤,但在多数临床研究中,并未以此为分类标准,故在 2020 版 ESC 房颤指南中,在评估导管消融适应证时未作明确区分。

3. 房颤合并心力衰竭

房颤和心力衰竭可互为因果,造成恶性循环,严重影响预后。因此,对于房颤合并心力衰竭的患者,维持窦律、减少房颤发作尤为重要。近年来,导管消融在房颤合并心衰患者的治疗中取得了一系列临床证据,其成功率和围手术期并发症发生率与心功能正常房颤患者相近,术后左心室功能、运动耐量、生活质量、生存率改善明显。PABA-CHF 研究提示,对于房颤合并心衰患者,房颤导管消融优于房室结消融加双心室起搏。CASTLE-AF 研究提示,在房颤合并心衰患者中,与传统治疗相比,接受导管消融治疗患者的全因死亡和因心衰恶化住院的复合终点显著下降。CABANA 研究的 778 例心功能 II 级(NYHA 分级)以上患者的亚组分析显示,房颤合并心衰的患者可能从导管消融中获益(导管消融组和药物治疗组的终点事件率分别为 9.0% 和 12.3%)。上述研究均显示导管消融可以明显改善患者的症状。另外,AATAC 研究比较了导管消融和胺碘酮治疗的疗效,显示导管消融可明显降低房颤复发、非预期住院和死亡的发生,同时可以改善左心室射血分数。

二、房颤导管消融围手术期管理

房颤导管消融围手术期包含术前 3 周至术后 2~3 个月。围手术期管理的内容包括手术适应证的把握、复发危险因素的评估、抗凝、AAD 应用、术中镇静镇痛或麻醉,以及手术并发症的预防和治疗等。

(一) 术前准备

1. 术前检查

(1) 进行血尿粪三大常规、肝肾功能、出凝血功能、甲状腺功能等检查,以排除严重肝肾功能异常、甲状腺疾病及凝血功能异常,指导围手术期抗凝及 AAD 的使用。

(2) 记录窦性心律和房颤发作时 12 导联体表心电图,行动态心电图检查,了解窦房结和房室结功能。

(3) 行 X 线胸片或胸部 CT 了解有无脊柱畸形及肺部疾病,以评估手术潜在难度和风险。

(4) 行经胸超声心动图检查明确有无结构性心脏病,评估心功能并测量左房前后径。

(5) 术前 48 小时内完善经食管超声心动图检查,评价心脏、大血管结构有无异常,着重排除左心房及左右心耳内是否存在血栓。

(6) 有条件的医疗机构可完善左心房/肺静脉增强 CT,同时重建左心房和肺静脉三维结构,了解肺静脉数量、分支、形态及有无解剖变异,术中 CT 影像还可与三维标测模型融合指导消融,并可作为术后判断有无肺静脉狭窄的依据。

2. 术前抗凝

阵发性房颤 CHA_2DS_2-VASc 评分≥1 分的男性及≥2 分的女性和所有持续性房颤患者,术前均需口服华法林或者 NOAC 至少 3 周,或术前行经食道心脏超声排除左心房及心耳血栓,以最大程度地降低围手术期血栓栓塞事件的发生率。对于服用华法林的患者建议不间断使用华法林并维持 INR 在目标范围内,传统的肝素桥接方法被证实会增加出血风险,不推荐使用。对于服用 NOAC 者,现有证据支持围手术期不间断 NOAC 的使用。CHA$_2$DS$_2$-VASc 评分 0 分的阵发性房颤患者可采用上述抗凝策略,或者口服阿司匹林 75～325 mg/d。存在抗凝禁忌的患者,不建议行导管消融。

3. 术前 AAD

拟行房颤导管消融的患者术前无须停用 AAD。如合并其他拟消融的心律失常(如室上速、室早等),停用 AAD 至少 5 个半衰期。

4. 术前评估

术前详细了解患者病史资料,包括房颤的类型、持续时间、是否合并房扑或其他室上性心律失常及室性心律失常、有无房颤导管消融史、有无心脏手术史等。全面复习心电图、动态心电图及其他电生理资料,以便制订恰当的消融策略。评估患者有无主要复发危险因素,预测术中可能存在的风险及术后复发率,并向患者及家属说明手术过程、可能的复发率及并发症等,取得同意并签字。

5. 其他

术前 6～8 小时禁食禁水;补充足够的营养、液体和能量;常规双侧腹股沟区域备皮;预计手术时间长、全麻、可能排尿困难患者术前留置导尿;适应性训练床上进食和排便;模拟训练术中所需的浅快稳定呼吸。

(二) 术中管理

1. 术中镇静镇痛或麻醉

目前国内大多数医学中心采用局部麻醉的方式,术中使用右美托咪定、咪达唑仑或丙泊酚可以取得较好的深度镇静。消融至心房壁邻近自主神经分布区域及食管区域时,患者常有明显疼痛感,此时可采用吗啡或芬太尼镇痛。

对于高龄、疼痛阈值低、容易情绪紧张焦虑、难以长时间平卧、不能配合手术以及心功能不全的患者,采用全身麻醉的方式能够大大增加这部分患者的手术配合度及体验感,从而提高手术的效果和安全性。编者所在中心已累计完成近 500 例全麻或深度镇静下的房颤导管消融手术,术中未出现麻醉相关并发症,麻醉安全性良好。麻醉、镇静和镇痛均须配备心电、无创或有创血压以及血氧饱和度的监测,并常规准备相应拮抗或急救药品。

2. 术中抗凝

术中应静脉使用普通肝素抗凝,首剂 80～100 U/kg,每 30 分钟监测激活全血凝固时间(activated clotting time of whole blood,ACT),根据 ACT 结果追加普通肝素(通常 1 000～2 000 U),维持 ACT 在 300～350 秒。由于进入左心房的鞘管、电极和消融导管容易形成接触性血栓,因此完成房间隔穿刺时应即刻全身肝素化。

(三) 术后管理

1. 术后观察

房颤消融术后应注意观察血压、心律和心电图变化,及时发现心包填塞等严重并发症。术后平卧 6 小时左右,穿刺部位局部压迫止血,观察有无血管并发症,包括血肿、假性动脉瘤和动静脉瘘等。部分患者可发生迷走反射，给予输液、阿托品等对症处理后一般可缓解。术后5天内出现的心包炎，可伴有轻度胸痛和自限性低热，一般使用非甾体抗炎药物对症治疗即可；极少部分患者可出现症状持续、心包积液量增多，此时应用糖皮质激素通常有明显效果。术后6～40天出现的延迟发热，脓毒血症，伴或不伴神经系统相关症状，均应排除左心房食管瘘。术后出现呼吸困难、咳嗽、咯血等症状者，需警惕肺静脉狭窄，行肺静脉增强CT可明确，症状性肺静脉狭窄药物治疗无效，通常需行介入治疗，但再狭窄率高，必要时可行外科手术治疗。术后膈神经损伤通常无需特殊处理，一般预后良好。

2. 术后抗凝

术后早期，尤其是持续性房颤转复窦律后是血栓形成的高危期，因此术后应继续口服抗凝治疗至少2～3个月。此后应根据血栓栓塞风险决定是否继续口服抗凝治疗，CHA$_2$DS$_2$-VASc评分≥2分的男性和≥3分的女性推荐长期抗凝。

3. 术后AAD

目前多数中心在房颤消融术后1～3个月常规应用AAD，如索他洛尔、胺碘酮、普罗帕酮等。术后应用AAD有利于预防和减少术后心律失常的发作，维持窦性心律。使用胺碘酮者应定期复查肝功能、甲状腺功能及心电图QT间期。

4. 术后抑酸治疗

有研究指出，房颤射频消融术后内镜检查可发现不同程度食道损伤，因此术后常规应用质子泵抑制剂进行抑酸治疗以预防心房食道瘘的发生。

5. 术后随访及综合管理

术后3个月至少随访1次，以后每年至少随访1次。随访内容应包括并发症、心律失常监测、脑卒中风险和抗凝评估，以及生活方式干预等。每次随访建议行12导联心电图检查，每半年至一年进行动态心电图检查以评估有无房颤复发及其他心律失常。综合管理合并疾病（如高血压、糖尿病、肾功能不全及睡眠呼吸暂停低通气综合征等），同时控制体重、戒烟戒酒、适量运动等。

参考文献

［1］Hindricks G, Potpara T, Dagres N, et al. 2020 ESC Guidelines for the diagnosis and management of atrial fibrillation developed in collaboration with the European Association for Cardio-Thoracic Surgery (EACTS)［J］. European Heart Journal, 2021, 42(5): 373-498.

［2］中华医学会心电生理和起搏分会,中国医师协会心律学专业委员会,中国房颤中心联盟心房颤动防治专家工作委员会.心房颤动：目前的认识和治疗建议(2021)［J］.中华心律失常学杂志,2022,26(1)：15-88.

［3］Willems S, Borof K, Brandes A, et al. Systematic, early rhythm control strategy for atrial fibrillation in patients with or without symptoms: the EAST-AFNET 4 trial［J］. European Heart Journal, 2022, 43(12): 1219-1230.

［4］Packer D L, Mark D B, Robb R A, et al. Effect of catheter ablation vs antiarrhythmic drug therapy on mortality，stroke，bleeding，and cardiac arrest among patients with atrial fibrillation：the CABANA randomized clinical trial［J］. Journal of the American Medical Association，2019，321 (13)：1261-1274.

［5］Marrouche N F，Brachmann J，Andresen D，et al. Catheter ablation for atrial fibrillation with heart failure［J］. New England Journal of Medicine，2018，378(5)：417-427.

［6］Mont L，Bisbal F，Hernandez-Madrid A，et al. Catheter ablation vs. antiarrhythmic drug treatment of persistent atrial fibrillation：a multicentre，randomized，controlled trial［J］. European Heart Journal，2014，35(8)：501-507.

［7］Di Biase L，Mohanty P，Mohanty S，et al. Ablation versus amiodarone for treatment of persistent atrial fibrillation in patients with congestive heart failure and an implanted device：results from the AATAC multicenter randomized trial［J］. Circulation，2016，133(17)：1637-1644.

［8］Gopinathannair R，Chen L Y，Chung M K，et al. Managing atrial fibrillation in patients with heart failure and reduced ejection fraction：a scientific statement from the American Heart Association［J］. Circulation-Arrhythmia and Electrophysiology，2021，14(6)：18.

［9］Steffel J，Collins R，Antz M，et al. 2021 European Heart Rhythm Association Practical Guide on the use of non-vitamin K antagonist oral anticoagulants in patients with atrial fibrillation［J］. Europace，2021，23(10)：1685.

［10］中华医学会心血管病学分会.非瓣膜病心房颤动患者新型口服抗凝药的应用中国专家共识［J］.中华心律失常杂志,2014,18(5)：321-329.

房颤的药物节律管理

蔡 英

节律管理是房颤患者重要的治疗手段。对于血流动力学不稳定的房颤患者,首选同步直流电复律,比药物复律更有效且可立刻转复;对于血流动力学稳定的患者,可尝试药物复律或电复律。尽管药物复律成功率(50%～60%)稍差,但转复前无需对患者进行额外的镇静治疗,并且治疗前给予抗心律失常药物往往可提高心脏复律的短期及长期成功率。但需要注意的是,无论药物复律还是电复律,均存在血栓栓塞的风险,故复律前应充分评估血栓栓塞风险,风险高者复律前应规范抗凝。

一、药物复律适应证

(1) 房颤发作时症状严重,伴有明显心衰、心绞痛、存在长期抗凝禁忌证或控制心室率效果不满意的患者,可选择复律并维持窦性心律治疗。

(2) 对于初发房颤、年龄较小以及心室率控制后症状仍然明显的患者,可选择复律治疗。

(3) 预激综合征患者或妊娠合并房颤者应优先选择复律治疗。

(4) 持续性房颤<1年的患者可根据病情和患者意愿选择复律治疗。

二、药物复律

对于急诊房颤患者的心律转复,医生往往优先选择药物复律。抗心律失常药物可用于房颤转复窦性心律,可使50%的新发房颤患者转复为窦性心律。大多数阵发房颤在1～2天内可自行转复,药物复律可缩短转复时间。对于房颤发作持续时间<7天的患者,药物复律有效率高,持续时间>7天则有效率下降,对持续性房颤的疗效更差。抗心律失常药物有一定的不良反应,偶可致严重室性心律失常和致命性并发症,对于合并心脏增大、心衰及血电解质紊乱的患者更应谨慎。

(一) 房颤复律药物

目前用于复律的主要药物是 Ic 类(普罗帕酮)和Ⅲ类 AAD(胺碘酮、伊布利特、多非利特、尼非卡兰),主要通过减慢传导速度和/或延长有效不应期以终止折返激动达到复律的目的。

对于无器质性心脏病患者,可静脉应用普罗帕酮、伊布利特和尼非卡兰复律。多非利特也可用于新发房颤的复律治疗。上述药物无效或出现不良反应时,可选择静脉应用胺碘酮。

伴有器质性心脏病的患者应根据基础病的程度选用药物。伴有中度器质性心脏病患者可以选择静脉应用伊布利特。尼非卡兰可用于轻度心衰患者(NYHA 心功能分级 I 级或 II 级),包括缺血性心脏病患者,但要除外伴有低血压或 QT 间期延长的患者。伴有严重器质性心脏病、心衰以及缺血性心脏病患者应选择静脉应用胺碘酮。

常用复律药物的作用特点、应用方法及注意事项如下。

1. 普罗帕酮

对新近发生的房颤转复有效,对持续房颤、房扑疗效较差。作用较快,口服后 2～6 小时起效,静脉注射后 0.5～2.0 小时起效,转复率 41%～91%。普罗帕酮不良反应相对少见,主要包括室内传导阻滞、房扑伴快心室率、室速、低血压、转复后心动过缓等。对合并器质性心脏病、心衰或严重慢性阻塞性肺疾病患者应慎用。

2. 胺碘酮

当合并器质性心脏病、缺血性心脏病和心衰时,首选胺碘酮复律。胺碘酮能转复窦律和控制房颤心室率,短期应用安全性较好,但起效时间较迟。8～24 小时的转复率为 35%～90%。

3. 伊布利特

起效快,对近期发生的房颤疗效较好,转复率 25%～50%,平均转复时间<30 分钟。转复房扑有效率高于房颤。电复律前应用伊布利特可提高复律有效性。对病程较长的持续性房颤转复效果差。主要风险为 QT 间期延长,导致多形性室速/尖端扭转型室速,发生率为 3%～4%。用药后应持续进行心电监测≥4 小时,并准备好心肺复苏设备。伊布利特应避免用于 QT 间期延长、明显低钾血症、左心室肥厚、左心室射血分数明显降低(<30%)者,以免发生致心律失常作用。文献报道应用伊布利特前静脉注射硫酸镁可降低促心律失常风险。

4. 尼非卡兰

尼非卡兰是一种单纯的钾离子通道阻滞剂,主要阻断快速延迟整流钾电流(IKr)。低浓度时仅阻滞 IKr,较高浓度时可阻滞瞬时外向钾电流(Ito)和内向整流钾电流(IKi)。相关研究显示,单次负荷剂量尼非卡兰转复房扑的成功率为 77.4%(24/31)、89.4%(34/38),并可降低房颤的除颤阈值。目前尼非卡兰在房颤复律中的应用还需进一步积累证据。

5. 决奈达隆

决奈达隆可降低阵发性房颤患者首次心血管病住院率和心血管病死亡率,但维持窦性心律作用弱于胺碘酮。决奈达隆可增加永久性房颤、近期失代偿性心衰患者的心血管病死亡率、脑卒中风险和心衰住院的风险。建议:决奈达隆仅用于阵发性和持续性房颤转复为窦性心律后,当患者心律为房颤时不应使用,不可用于永久性房颤、心衰和左心室收缩功能障碍合并房颤的患者;如果房颤复发,应考虑停药;如果过去使用胺碘酮或其他抗心律失常药发生过肝、肺损害,不应使用决奈达隆;应用过程中应定期监测肺功能、肝功能、心律和 QTc 变化,开始使用数周内更应密切监测肝功能。

6.其他

目前已很少使用奎尼丁和普鲁卡因胺转复房颤。丙吡胺和索他洛尔转复房颤的疗效尚不确定。静脉使用短效类β受体阻滞剂对新发房颤的转复有一定疗效,但作用较弱。非二氢吡啶类钙通道阻滞剂和洋地黄类药物无转复房颤的作用。

(二) 指南与专家共识建议

对于血流动力学稳定的患者,2020版ESC房颤指南及我国2021年房颤专家共识中均推荐根据患者具体情况选择药物复律治疗策略,根据患者的基础心脏疾病及严重程度推荐选择特定的复律药物,详见图21-1、表21-1及表21-2。

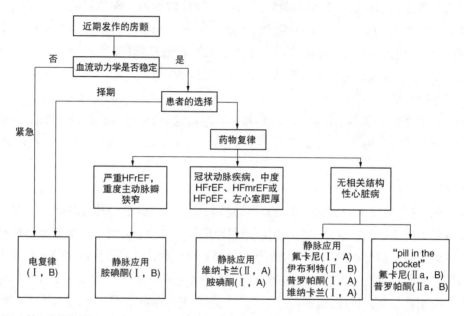

注:HFrEF=射血分数降低的心力衰竭;HFmrEF=射血分数轻度降低的心力衰竭;HFpEF=射血分数保留的心力衰竭。

图 21-1　近期发作的房颤节律控制治疗策略

表 21-1　心脏复律策略的推荐

推荐	级别	证据水平
普罗帕酮用于预防左心室功能正常且无结构性心脏病(包括明显左心室肥厚和缺血性心脏病)患者的房颤复发	I	A
决奈达隆用于预防无心力衰竭的稳定性冠心病患者或瓣膜性房颤复发	I	A
胺碘酮可用于所有房颤患者的长期节律控制,HFrEF患者应予优选;但应高度关注其心外不良反应,并依据其严重程度考虑选用其他AAD	I	A
服用索他洛尔的患者,建议密切监测QT间期、血清钾水平、CrCl和其他致心律失常的危险因素	I	B
使用AAD治疗的患者,应定期评估治疗的安全性与有效性	IIa	C
应在AAD治疗启动时监测心率、QRS、QT间期,以及有无心动过缓或传导阻滞	IIa	C

（续表）

推荐	级别	证据水平
拒绝导管消融或非消融适应证者,在药物治疗诱发或加重窦房结功能不良、房室传导阻滞且必须应用某种 AAD 时,应考虑起搏治疗以保证继续应用 AAD 的安全性	Ⅱa	B
索他洛尔用于预防无心脏结构异常或无心力衰竭的稳定性冠心病患者或瓣膜性房颤复发	Ⅱb	A
对于阵发性房颤,可单独使用中药参松养心胶囊或稳心颗粒维持窦律,也可与传统 AAD 药物联合使用	Ⅱb	B/C
长 QT 间期(>500 ms)或有明显窦房结病变或房室结功能不良且未植入起搏器的患者接受 AAD 治疗	Ⅲ	C

表 21-2　转复窦性心律的抗心律失常药物

药物	途径	起始剂量	后续剂量	禁忌证
普罗帕酮	口服 静脉	450~600 mg 1.5~2 mg/kg, 10 分钟以上	—	可能发生低血压、房扑伴 1:1 传导;轻度 QRS 时限延长;避免用于缺血性心脏病和/或明显结构性心脏病合并心衰者;避免用于房扑的复律
胺碘酮	口服 静脉	600~800 mg/d,分次服用,总负荷为 10 g 5~7 mg/kg, 1~2 小时以上	200 mg, qd 50 mg/h, 24 小时最大剂量不超过 1 g	静脉用药期间注意低血压、肝损害、心动过缓、静脉炎等不良反应;长期应用时注意甲状腺功能、肺毒性、肝损害等不良反应;甲亢患者仅在无其他选择时才考虑使用
尼非卡兰	静脉	0.3 mg/kg, 5 分钟	0.4 mg/(kg·h),最大不超过 0.8 mg/(kg·h)	不得与胺碘酮同时输注;如果患者短时间内(药物半衰期以内)应用过其他静脉 AAD(Ⅰ类或Ⅲ类)无效,换用尼非卡兰时,负荷量和维持剂量酌减;QT 间期延长>60 ms 应立即减量或停药;血钾浓度建议控制在 4.0 mmol/L 以上(部分临床研究证实,但尚待获批)
伊布利特	静脉	1 mg,10 分钟以上,体重<60 kg 者,0.01 mg/kg	1 mg,10 分钟以上,(初始剂量后 10~20 分钟)	可能发生 QT 间期延长、多形性室速/尖端扭转型室速(3%~4%);避免用于 QT 间期延长、低血钾、严重左心室肥大或射血分数降低患者;给药后 4 小时进行心电图监测

　　大多数阵发性或持续性房颤患者,恢复窦律后房颤复发风险仍然很大。有针对性地改变生活方式、控制心血管危险因素及使用 AAD 可减少房颤发作频率、缩短房颤持续时间。在早期诊断为房颤的患者中,节律控制比室率控制可更好地降低心血管不良事件。选用 AAD 进行节律控制时,首先应考虑药物的安全性,其次是有效性。在启动 AAD 治疗时,应仔细分析心电图改变,监测 PR、QT 和 QRS 间期,有助于识别药物致心律失常风险。在药物治疗过程中,如出现明显不良反应或无效,应及时停药。

三、"口袋药"复律策略

对于症状发作不频繁的特定阵发性房颤患者，若既往已在医院通过监测确认下述药物安全有效，可自行服用"口袋药"（pill-in-the-pocket）氟卡尼或普罗帕酮用于转复。患者在家中可自行服用单剂量氟卡尼（200～300 mg）或普罗帕酮（450～600 mg）以恢复窦性心律。尽管其有效性略差于住院药物复律，但可以优先提早复律。对于已经在应用 Ic 类抗心律失常药物（尤其是氟卡尼）的患者应当加用一种房室结阻断药物以避免转变为房扑1∶1传导。

Ⅰ类推荐：①无缺血性或结构性心脏病病史的患者，推荐氟卡尼、普罗帕酮作为房颤的复律药物（证据级别 A）；②缺血性和/或结构性心脏病患者，推荐胺碘酮作为房颤的复律药物（证据级别 A）。

Ⅱa 类推荐：①无缺血性或结构性心脏病病史的患者，推荐伊布利特作为房颤的复律药物（证据级别 B）；②经选定的近期发作的房颤且无明显结构性或缺血性心脏病的患者，经安全性评价后，可考虑单次口服氟卡尼或普罗帕酮（"口袋药"方法）用于患者自我复律（证据级别 B）。

Ⅲ类推荐：①地高辛和索他洛尔用于药物复律（证据级别 A）；②院外应用奎尼丁、普鲁卡因胺、丙吡胺进行药物复律（证据级别 B）；③院外使用多非利特（证据级别 B）。

参考文献

[1] Hobbs W J, Fynn S, Todd D M, et al. Reversal of atrial electrical remodeling after cardioversion of persistent atrial fibrillation in humans[J]. Circulation, 2000, 101(10): 1145-1151.

[2] Kirchhof P, Andresen D, Bosch R, et al. Short-term versus long-term antiarrhythmic drug treatment after cardioversion of atrial fibrillation (Flec-SL): a prospective, randomised, open-label, blinded endpoint assessment trial[J]. Lancet, 2012, 380(9838): 238-246.

[3] 中华医学会心电生理和起搏分会,中国医师协会心律学专业委员会,中国房颤中心联盟心房颤动防治专家工作委员会. 心房颤动：目前的认识和治疗建议（2021）[J]. 中华心律失常学杂志,2022,26(1): 15-88.

[4] Hindricks G, Potpara T, Dagres N, et al. 2020 ESC Guidelines for the diagnosis and management of atrial fibrillation developed in collaboration with the European Association for Cardio-Thoracic Surgery (EACTS): the task force for the diagnosis and management of atrial fibrillation of the European Society of Cardiology (ESC) Developed with the special contribution of the European Heart Rhythm Association (EHRA) of the ESC[J]. European Heart Journal, 2021, 42(5): 373-498.

[5] January C T, Wann L S, Alpert J S, et al. 2014 AHA/ACC/HRS guideline for the management of patients with atrial fibrillation: a report of the American College of Cardiology/American Heart Association Task Force on Practice Guidelines and the Heart Rhythm Society[J]. Journal of the American College of Cardiology, 2014, 64(21): 1-76.

[6] Alboni P, Botto G L, Baldi N, et al. Outpatient treatment of recent-onset atrial fibrillation with the "pill-in-the-pocket" approach[J]. New England Journal of Medicine, 2004, 351(23): 2384-2391.

［7］Saborido C M，Hockenhull J，Bagust A，et al. Systematic review and cost-effectiveness evaluation of 'pill-in-the-pocket' strategy for paroxysmal atrial fibrillation compared to episodic in-hospital treatment or continuous antiarrhythmic drug therapy［J］. Health Technology Assessment，2010，14（31）：1-75.

房颤心室率管理

潘晔生

心室率控制是房颤治疗策略中的重要组成部分之一,主要适用于复律无望的永久性房颤以及未充分抗凝的快室率房颤的症状控制。目前的指南推荐静息心室率控制目标为<110 次/分,这一推荐主要基于 RACE Ⅱ 研究的结论,后者发现对于永久性房颤,静息心室律<110 次/分组与静息心室律<80 次/分组相比,临床事件、心衰住院以及心功能 NYHA 分级的联合终点并没有显著差异。但是对于合并心动过速性心肌病,以及存在快室率相关症状或心功能减退的患者,建议控制目标静息室律<80 次/分。对于接受心脏再同步化治疗(cardiac resynchronization therapy,CRT)的患者,高比例的双室起搏(>90%)很重要,需要更严格的心室律控制。房颤心室率控制的方法包括药物治疗和非药物治疗手段。

一、药物治疗

既往的指南推荐β受体阻滞剂、非二氢砒啶类钙拮抗剂(non dihydropyridinescalcium channel blockers,NDHP-CCB)、洋地黄作为心房颤动室率控制的一线治疗药物,必要时可加用胺碘酮控制室率。2020 版 ESC 房颤指南做出了更细致的推荐:

(1) 对于 LVEF≥40%的房颤患者,推荐使用β受体阻滞剂、地尔硫草或维拉帕米控制心室率(Ⅰ类推荐、证据级别 B)。

(2) 对于 LVEF<40%的房颤患者,推荐使用β受体阻滞剂和/或地高辛控制心室率(Ⅰ类推荐、证据级别 B)。

(3) 单药治疗不能达到需要的心室率目标,可考虑不同心室率控制药物联合治疗(Ⅱa类推荐、证据级别 B)。

(4) 血流动力学不稳定或 LVEF 严重降低的患者,可考虑胺碘酮用于急性心室率控制(Ⅱb类推荐、证据级别 B)。

房颤心室率控制的药物选择应个体化,综合患者的症状、合并症以及潜在不良反应概率做出合理选择。通常β受体阻滞剂是临床最常用的一线治疗药物,但对于合并左室收缩功能减退的房颤患者而言,β受体阻滞剂并不像对窦性心律的 HFrEF 患者那样具有确切的远期疗效。临床常用口服推荐剂量:酒石酸美托洛尔 25～100 mg,bid;琥珀酸美托洛尔 47.5～90 mg,qd;比索洛尔 1.25～20 mg,qd。

与β受体阻滞剂相比,NDHP-CCB(维拉帕米,地尔硫卓)对于某些患者能够更好地控制心率和改善症状。临床常用口服推荐剂量:维拉帕米 40 mg,bid(平片)或 480 mg,qd(缓释剂型),地尔硫卓 60 mg,tid(平片)或 360 mg,qd(缓释片)。

洋地黄类药物(地高辛)的临床地位有所下降,一些观察性研究结果显示,使用地高辛的房颤患者预后较差,但这可能存在选择偏倚的问题,因为使用地高辛的患者通常临床情况更差(如心力衰竭)。小剂量地高辛目前仍推荐用于合并左心室收缩功能减退房颤患者的室率控制治疗。临床常用口服推荐剂量:0.062 5～0.25 mg,qd。

指南对具有不同合并症的房颤患者也规定了具体推荐流程:①无合并症、合并高血压或左心室收缩功能保留心力衰竭(HFpEF),第一步使用β受体阻滞剂或 NDHP-CCB,第二步联用β受体阻滞剂和 NDHP-CCB,第三步加用地高辛;②合并左心室收缩功能保留心力衰竭(heart failure with reduced ejection fraction,HFrEF),第一步使用β受体阻滞剂,第二步加用地高辛,第三步加用胺碘酮;③合并严重慢性阻塞性肺疾病或哮喘,第一步使用 NDHP-CCB,第二步加用地高辛;④合并预激综合征,推荐射频消融。

对于急需控制室率的房颤患者,更多选用β受体阻滞剂和/或 NDHP-CCB 口服,因为它们起效快于地高辛。某些患者需要静脉用药(如艾司洛尔、维拉帕米、地尔硫卓、西地兰等),对于严重的左心室功能减退且需快速控制室率的房颤患者,也可以使用胺碘酮静脉用药。

二、非药物治疗

对于联合药物治疗仍无法控制的快室率房颤,推荐房室结消融加起搏治疗(ablate and pace 治疗策略)。这类手术相对简单,安全性较高,如果在起搏器植入数周后再进行房室结消融能进一步降低手术后期风险。如果患者存在左室射血分数减退,或曾因心力衰竭住院,推荐植入心脏再同步化治疗起搏器。希浦系统起搏相对更加生理,可作为双室起搏的替代或右室起搏的优化选择,但还需要进一步的随机对照研究证据。

编者所在中心对于房颤患者,首先根据患者房颤类型、病因、持续时间、合并症、症状、辅助检查结果以及患者意愿评估是否适合节律控制。如果不适合节律控制,则根据患者心功能情况评估合适的心室律控制区间。如果药物治疗无效,特别是合并心功能不全,倾向于房室结消融加起搏治疗。起搏模式选择:LVEF＜35％首选心脏再同步治疗除颤器,LVEF 35％～39％首选心脏再同步治疗起搏器,LVEF≥40％首选左束支区域起搏。

参考文献

[1] Hindricks G,Potpara T,Dagres N,et al. 2020 ESC Guidelines for the diagnosis and management of atrial fibrillation developed in collaboration with the European Association for Cardio-Thoracic Surgery

(EACTS)：the task force for the diagnosis and management of atrial fibrillation of the European Society of Cardiology (ESC) Developed with the special contribution of the European Heart Rhythm Association (EHRA) of the ESC[J]. European Heart Journal，2021，42(5)：373-498.

[2] Groenveld H F，Crijns H J，Van den Berg M P，et al. The effect of rate control on quality of life in patients with permanent atrial fibrillation：data from the RACE Ⅱ （Rate Control Efficacy in Permanent Atrial Fibrillation Ⅱ）study[J]. Journal of the American College of Cardiology，2011，58 (17)：1795-1803.

[3] Gheorghiade M，Fonarow G C，van Veldhuisen D J，et al. Lack of evidence of increased mortality among patients with atrial fibrillation taking digoxin：findings from post hoc propensity-matched analysis of the AFFIRM trial[J]. European Heart Journal，2013，34(20)：1489-1497.

[4] Ozcan C，Jahangir A，Friedman P A，et al. Long-term survival after ablation of the atrioventricular node and implantation of a permanent pacemaker in patients with atrial fibrillation[J]. New England Journal of Medicine，2001，344(14)：1043-1051.

[5] Chatterjee N A，Upadhyay G A，Ellenbogen K A，et al. Atrioventricular nodal ablation in atrial fibrillation：a meta-analysis of biventricular vs. right ventricular pacing mode[J]. European Journal of Heart Failure，2012，14(6)：661-667.

[6] Huang W，Su L，Wu S. Pacing Treatment of Atrial Fibrillation Patients with Heart Failure：His Bundle Pacing Combined with Atrioventricular Node Ablation[J]. Cardiac Electrophysiology Clinics，2018，10(3)：519-535.

房颤相关的起搏治疗

程　典

房颤需要起搏治疗的患者可以分为两类,第一类是缓慢性心律失常需要起搏治疗的患者,在严重心动过缓基础上出现阵发性房颤,即慢快综合征,毋庸置疑是起搏器植入的Ⅰ类适应证,为避免后期转变为持续性房颤或合并房室传导阻滞,一般推荐双腔起搏优于单腔。当房颤合并任何解剖水平的Ⅲ度或高度房室传导阻滞,清醒状态下无症状,但出现一次或一次以上≥5秒的长间歇,或房颤伴缓慢心室率,患者有心动过缓相关症状,均应考虑使用起搏器治疗。对于永久性房颤和症状性心动过缓患者推荐植入永久起搏器(Ⅰ类推荐,C-LD级证据)。

第二类是需要症状控制的房颤患者,房颤的症状控制主要包括节律控制和心率控制。在节律控制方面,随着房颤消融技术水平及成功率的不断提高,导管消融可以作为房颤相关心动过速心肌病、阵发性房颤及抗心律失常药物治疗失败的持续性房颤患者的一线治疗选择。然而,对于反复消融仍不能维持窦律,或心房显著增大、高龄、持续时间过久等预计消融成功率低的患者,要尽快从节律控制方案更改为心室率控制方案。心室率控制方案中首选长期口服药物控制心室率,对于在多种药物治疗下,仍不能有效控制心室率或改善心衰的患者,应谨慎但积极地选择房室结消融联合永久起搏器方案。

《心房颤动:目前的认识和治疗建议(2021)》指出,对于快速心室率、症状明显,且药物治疗效果不佳,同时节律控制策略又不适合的患者可行房室结消融联合永久性起搏器植入以控制心室率(Ⅱa类推荐,B级证据)。《2020 ESC/EACTS心房颤动诊断和临床管理指南》中亦建议,对于强化的心室率、心律控制治疗无效或不耐受、不适合进行房颤消融的患者,可考虑行房室结消融控制心率联合心室起搏治疗(Ⅱa类推荐,B级证据)。

房室结消融是不可逆的损毁性操作,消融后患者为Ⅲ度房室传导阻滞,并依赖起搏器。指南中推荐在房室结消融前4～6周安装起搏器,待起搏器工作稳定后再行房室结消融,正是考虑到患者在Ⅲ度房室传导阻滞情况下出现起搏器工作不良的情况。如果患者已出现明显的心室重构,考虑到房室结消融后为完全性房室阻滞,心室需100%起搏,传统的右心室起搏可引起心脏不同步运动、左室整体收缩、舒张功能紊乱,从而引起心力衰竭的发生或进展，因此可选择 CRT。

《2016 ESC 急慢性心力衰竭的诊断与治疗指南》建议，心房颤动合并慢性心衰的患者，自身 QRS 波宽度≥130 ms，LVEF＜35％，药物优化下 NYHA 心功能分级Ⅲ级和非卧床Ⅳ级，应考虑 CRT 治疗，并尽可能确保双心室起搏比例，如有不完全的双心室起搏，应进行房室结消融治疗；对于心率不能控制考虑行房室结消融的患者，在 LVEF 降低时，应考虑 CRT 治疗，以上均为Ⅱa类推荐，B级证据。

CRT 是目前针对严重心室收缩功能不良合并宽 QRS 波群的心力衰竭患者的有效治疗措施，传统的 CRT 是通过双心室起搏达到心脏再同步化。双心室起搏虽然使 QRS 波时限变窄，但它并未恢复心脏正常激动顺序，且有 30％～40％的患者无反应。而希浦系统起搏，其电激动沿心脏正常传导系统下传，保持了相对正常的心室电激动顺序和心室收缩同步性，获得了较好的血流动力学效果，因而成为近年来起搏器领域的研究热点。

《2018 ACC/AHA/HRS 心动过缓和心脏传导延迟评估和管理指南》已将希氏束起搏（his bundle pacing，HBP）纳入指南，对于 LVEF 在 36％～50％，预计起搏比例超过 40％的房室传导阻滞患者，HBP 是合理的（Ⅱa类推荐）。现有的研究已经初步证实了 HBP 在心衰合并房颤患者治疗中的应用价值，对于那些不适合首选房颤导管消融治疗而药物治疗难以控制心室率患者，消融房室结后进行 HBP 是一种值得尝试的治疗方法，其长期的有效性及安全性有待大规模随机对照试验进一步验证。此外，左束支区域起搏（left bundle branch pacing，LBBP）作为一种新兴的生理性起搏方式，由于夺获了左侧传导系统，左心室内激动顺序恢复正常。与双心室起搏及 HBP 相比，LBBP 具有操作相对简单，手术成功率高，起搏参数稳定等优点，在 CRT 中的表现值得期待。

房颤与心衰是相互关联、相互影响的病理生理过程。对于房颤心室率无法有效控制的患者，心力衰竭往往也难以纠正。房室结消融联合起搏治疗并非一个崭新的概念。但当时受限于右心室起搏的局限性，临床远期可能会增加心衰的风险。近年来随着 CRT 技术和希浦系统起搏技术的革新和进展，临床医生可以在消融房室结后为患者提供更加生理的起搏模式，因而成为房颤伴心衰患者的一项新选择。

参考文献

［1］Epstein A E, DiMarco J P, Ellenbogen K A, et al. ACC/AHA/HRS 2008 guidelines for device-based therapy of cardiac rhythm abnormalities：a report of the American College of Cardiology/American Heart Association task force on practice guidelines developed in collaboration with the American Association for thoracic surgery and society of thoracic surgeons［J］. Journal of the American College of Cardiology，2008，51 (21)：el-e62.

［2］January C T, Wann L S, Alpert J S, et al. 2014 AHA/ACC/HRS guideline for the management of patients with atrial fibrillation：executive summary a report of the American College of Cardiology/American Heart Association task force on practice guidelines and the Heart Rhythm Society［J］. Circulation，2014，130 (23)：2071-2104.

［3］中华医学会心电生理和起搏分会，中国医师协会心律学专业委员会，中国房颤中心联盟心房颤动防

治专家工作委员会.心房颤动：目前的认识和治疗建议（2021）[J].中华心律失常学杂志,2022,26
(1)：15-88.

[4] Hindricks G，Potpara T，Dagres N，et al. 2020 ESC Guidelines for the diagnosis and management of atrial fibrillation developed in collaboration with the European Association for Cardio-Thoracic Surgery（EACTS）：the task force for the diagnosis and management of atrial fibrillation of the European Society of Cardiology（ESC）developed with the special contribution of the European Heart Rhythm Association（EHRA）of the ESC[J]. European Heart Journal，2021，42(5)：373-498.

[5] Ponikowski P，Voors A A，Anker S D，et al. 2016 ESC Guidelines for the diagnosis and treatment of acute and chronic heart failure：the task force for the diagnosis and treatment of acute and chronic heart failure of the European Society of Cardiology（ESC）. Developed with the special contribution of the Heart Failure Association（HFA）of the ESC[J]. European Journal of Heart Failure，2016；18(8)：891-975.

[6] Kusumoto F M，Schoenfeld M H，Barrett C，et al. 2018 ACC/AHA/HRS guideline on the evaluation and management of patients with bradycardia and cardiac conduction delay：executive summary：a report of the American College of Cardiology/American Heart Association Task Force on Clinical Practice Guidelines，and the Heart Rhythm Society[J]. Heart Rhythm，2019，16(9)：e227-e279.

[7] Huang W，Su L，Wu S，et al. Benefits of permanent his bundle pacing combined with atrioventricular node ablation in atrial fibrillation patients with heart failure with both preserved and reduced left ventricular ejection fraction[J]. Journal of the American Heart Association，2017，6(4)：e005309.

[8] Vijayaraman P，Subzposh F A，Naperkowski A. Atrioventricular node ablation and His bundle pacing[J]. Europace，2017，19(4)：10-16.

[9] Sharma P S，Dandamudi G，Herweg B，et al. Permanent His-bundle pacing as an alternative to biventricular pacing for cardiac resynchronization therapy：a multicenter experience[J]. Heart Rhythm，2018，15(3)：413-420.

[10] Huang W，Su L，Wu S，et al. A novel pacing strategy with low and stable output：pacing the left bundle branch immediately beyond the conduction block[J]. The Canadian Journal of Cardiology，2017，3(12)：1736.

房颤相关脑卒中的左心耳干预

宁忠平

一、左心耳解剖及功能

左心耳是胚胎发育期遗留的左心房残余组织,位于左上肺静脉与左心室游离壁之间,基底部靠近冠状动脉回旋支主干,后上方与左上肺静脉毗邻,形状类似耳朵。左心耳多呈长管钩状结构,形态变异较大,长度一般为 16~51 mm,开口直径为 10~40 mm,临床上房颤患者的左心耳口部直径多为 20~30 mm。左心耳具有收缩及舒张功能,其收缩功能参与左心室的充盈,舒张功能与左心房的容量—压力调节有关。房颤状态下,左心房压力升高时,左心房及左心耳均通过增大内径及加强主动收缩力来缓解左心房压力,保证左心室有足够的血液充盈。随着左心房的不断增大,左心耳入口明显增宽,呈球形或半球形改变,左心耳的充盈和排空速度也逐渐降低。房颤时心耳壁的内向运动难以引起足够的左心耳排空,左心房内缓慢、淤滞的血流或形成的小血栓极易进入左心耳,且进入后不易排出,随时间推移就会形成大块血栓。左心耳内血栓体积较大,且容易反复发生,一旦脱落极易堵塞较大的脑血管,造成大面积脑梗死,致残率和致死率均较高。非瓣膜性房颤所致的缺血性脑卒中患者有 90% 的栓子来源于左心耳,57% 的瓣膜性房颤患者的血栓来源于左心耳。

二、左心耳血栓与脑卒中风险

Framingham 研究表明,房颤与脑卒中事件有显著相关性。长期口服抗凝药物是预防栓塞的主要方法,但因其针对的是全身的凝血系统,故存在一定的出血风险。另外,口服抗凝药物受药物、食物等因素影响较多,患者长期服药依从性较差,临床应用受限。针对左心耳的干预可以不影响全身的凝血系统,是一种较为有效的降低房颤相关脑卒中风险的治疗手段。外科切除左心耳可以降低脑卒中风险。起初,Madden 手术切除了 2 例患者的左心耳,以预防脑卒中复发,引起了临床医师对干预左心耳的关注。1969 年,Aberg 在对 642 例死亡患者的回顾性分析中发现,约 90％的血栓起源于左心耳。这一观点也在 1996 年得到了 Blackshear 等研究的证实。这些研究明确了左心耳对于房颤患者罹患脑卒中的意义,与发育成熟的左心房不同,左心耳内有丰富的梳状肌及肌小梁,表面不光滑,容易使血液流速减慢、产生涡流,这就为血栓形成提供了解剖基础。有学者根据影像学结果,将左心耳分为风向标型、鸡翅型、菜花型和仙人掌型。研究发现,鸡翅型左心耳的房颤患者脑卒中/短暂性脑缺血发作的发生率最低,而菜花型左心耳则是脑卒中的独立预测因子。封堵或切除左心耳理论上是预防房颤患者栓塞并发症的有效途径之一。左心耳封堵的应用经验有限,主要来自观察性研究和注册研究的信息。仅有两项前瞻性随机对照研究,比较了 WATCHMAN 装置与华法林预防房颤患者血栓栓塞事件的有效性和安全性,研究显示,WATCHMAN 装置在预防缺血性脑卒中方面不劣于华法林,且出血率较低。左心耳封堵还需要进行有统计学把握度的对照研究,评价真正不适用抗凝药或已服用抗凝药还出现脑卒中的患者左心耳封堵的有效性和安全性。

三、左心耳干预的适应证及禁忌证

(一) 适应证

外科干预左心耳预防房颤血栓栓塞的方法主要包括切除或闭合左心耳。目前,国际上多项指南对于接受心外科手术的房颤患者更多推荐同期行外科左心耳干预,推荐级别也逐年升高。目前比较公认的左心耳封堵术的适应证包括:①不能接受抗凝或存在抗凝禁忌的房颤患者;②接受外科治疗的房颤患者;③接受心脏外科手术的成人患者(如不合并房颤但左房前后径大于 50 mm);④不能耐受房颤外科治疗或拒绝消融治疗的房颤患者;⑤左心耳内血栓形成,有内科介入治疗禁忌的患者。

经皮封堵左心耳的适应证为 CHA_2DS_2-VASc 评分≥2 分(女性≥3 分)的非瓣膜性房颤患者,同时具有下列情况之一:①不适合长期规范抗凝治疗;②长期规范抗凝治疗的基础上仍发生血栓栓塞事件;③HAS-BLED 评分≥3 分。术前应进行相关影像学检查以明确心耳结构,排除因解剖结构不适宜植入封堵器者。考虑到左心耳封堵器植入初期学习曲线及风险,建议在心外科条件较好的医院开展此项技术。

(二) 禁忌证

患者存在下列任何一种情况,均不适合立即进行左心耳手术。

(1) 术前经食管超声心动图(trans esophageal echocardiography,TEE)或心脏 CT 成像检查探测到左心房或心耳内血栓或疑似血栓者。

(2) 术前 TEE 检查提示左心耳解剖结构复杂(如左心耳开口过小或过大,或解剖结构复杂无合适封堵器选择),在现有技术和设备条件下不适合左心耳封堵者。

(3) 经胸心脏超声心动图(transthoracic echocardiography,TTE)检查提示左心室射血分数<30％者。

(4) TTE 检查提示心底部或后壁存在 10 mm 以上心包积液,且原因未明者。

(5) 存在需要长期抗凝治疗的除房颤以外的其他疾病(如机械瓣换瓣术后,自发或复发性静脉血栓栓塞等）。

（6）存在风湿性心脏瓣膜病，二尖瓣狭窄（瓣口面积＜1.5 cm²）或机械瓣换瓣术后。

（7）存在严重的心脏瓣膜病或心脏结构异常（如巨大房间隔缺损、室间隔缺损）需要外科处理，或者严重的冠心病需行冠状动脉旁路移植术者。

（8）新发缺血性脑卒中/TIA 不伴有出血转化，但经美国国立卫生研究院脑卒中量表评分和神经内科医师评估不适合启动抗凝治疗者。

（9）急性缺血性脑卒中伴出血转化或口服抗凝治疗引发颅内出血，经多学科评估不适合重启抗凝治疗者。

（10）预计生存期＜1 年。

（11）未控制的 NYHA 心功能分级Ⅳ级的心衰。

四、左心耳封堵手术流程

左心耳封堵手术分为术前排查血栓，术中导管操作，封堵器展开后评估以及术后用药管理四个方面。

（一）术前评估

术前采用 TEE 评估左心耳解剖结构（图 24-1），包括评估左心耳基本特征（开口形状及大小、左心耳瓣叶的数目及位置、左心耳的工作长度和梳状肌特点）；评估左心耳结构的复杂程度（左心耳与左上肺静脉的位置关系、左心耳的形状分类）；确认心包积液基线情况等。其中，确认左心耳有无血栓，以及多角度测量左心耳开口直径与深度尤为重要，必要

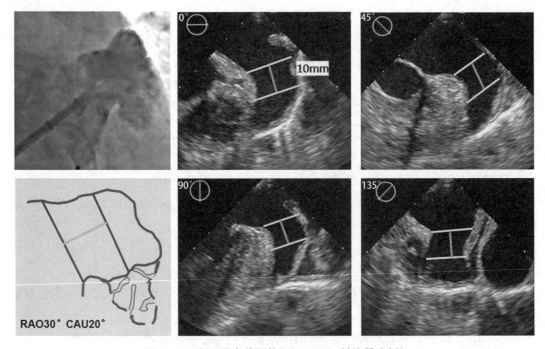

图 24-1　左心耳术前评估（以 LACbes 封堵器为例）

时可行左心房增强 CT 检查。

(二) 术中操作过程

房间隔穿刺：一般选择右股静脉入路，推荐使用 TEE 双房切面（90°～110°）、主动脉短轴切面（45°）来引导穿刺位点。为保证鞘管操作的同轴性，穿刺点宜偏下偏后。

导引鞘管操作：穿刺房间隔后进行左心房造影，送 SWARTZ 封堵器通过房间隔。术中肝素抗凝，控制 ACT 水平在 250～300 秒，每 30 分钟测量 ACT 以指导肝素用量。术中要确保左心房压＞10 mmHg，防止因为术前容量不足而导致的左心耳测量值偏小。

交换加硬导丝，送加硬导丝至左上肺静脉，通过加硬导丝交换为封堵器导引鞘，沿导引鞘送入猪尾导管至左上肺静脉；将导引鞘后撤至接近间隔水平，缓慢后撤猪尾导管，待其头端出现向下的跳跃，逆钟向旋转前送猪尾导管进入左心耳。经猪尾导管进行左心耳造影（右前斜 30°＋足位 20°），测量左心耳开口直径及深度，再结合超声测量结果选择封堵器型号，可以在 DSA 屏幕上画出左心耳形态水印，明确鞘管的安全区域。

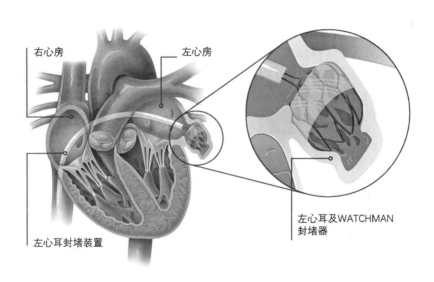

图 24-2 左心耳封堵示意图（以 WATCHMAN 封堵器为例）

(三) 释放封堵器

通过导引鞘将封堵器送至左心耳口部，经左心耳造影和 TEE 检查确认封堵器位于最佳释放位置，根据不同类型封堵器（WATCHMAN、LACbes、ACP 等）（图 24-3）的释放标准，依次检测器械是否符合，当均满足要求后，方可释放封堵器。以塞式封堵器为例，需遵循 PASS 原则，即：①位置（Position）：器械放置于左心耳口部或稍远的位置；②锚定（Anchor）：固定锚已经嵌入左心耳壁或器械稳定；③尺寸（Size）：器械相对原尺寸压缩 10％～25％；④封堵（Seal）：左心耳所有分叶都被封堵住，残余分流＜5 mm。如果以上 4 个器械释放条件均达到，则可以逆时针旋转释放手柄 3～5 圈来释放封堵器。

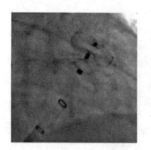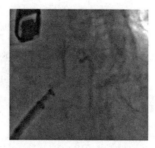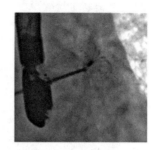

图 24-3　从左至右依次为：LACbes，WATCHMAN，LAmbre 封堵器

（四）术后管理

术后所有患者至少住院监护 24 小时。术后第 1 天应行胸部 X 线正位片或 CT 检查以明确封堵器位置，并复查超声心动图，明确是否发生心包积液和/或心脏压塞。出院时封堵成功定义为出院时左心耳封堵器功能正常，无主要不良事件发生。封堵器功能正常定义为出院前或术后 7 天内超声心动图显示左心耳封堵器释放完全且功能正常。

出院后患者应坚持口服抗凝药物至少 45 天。目前国内外也有中心在术后 45 天内使用阿司匹林联合氯吡格雷双联抗血小板治疗。如封堵器置入 45 天后经 TEE 或左房 CTA 确认封堵成功（完全封堵或残存血流＜5 mm），可停用华法林或直接口服抗凝药，改为双联抗血小板治疗，直至术后 3 个月时停用氯吡格雷，仅服用阿司匹林至少 12 个月。如第 45 天随访时复查 TEE 未达到成功封堵（残存血流＞5 mm），则继续口服抗凝药物，并择期复查 TEE 或左心房 CTA，并根据检查结果进一步调整药物。

参考文献

［1］中华医学会心血管病学分会,中华心血管病杂志编辑委员会. 中国左心耳封堵预防心房颤动卒中专家共识(2019)［J］. 中华心血管病杂志,2019,47(12)：937-955.

［2］周达新,张晓春,付华,等. 中国经导管左心耳封堵术临床路径专家共识［J］. 中国介入心脏病学杂志,2019,27(12)：661-672.

［3］Bosi G M，Cook A，Rai R，et al. Computational fluid dynamic analysis of the left atrial appendage to predict thrombosis risk［J］. Frontiers in Cardiovascular Medicine，2018，5：34.

［4］Aberg H. Atrial fibrillation. I. A study of atrial thrombosis and systemic embolism in a necropsy material［J］. Acta Medica Scandinavica，1969，185(5)：373-379.

［5］Blackshear J L，Odell J A. Appendage obliteration to reduce stroke in cardiac surgical patients with atrial fibrillation［J］. Annals of Thoracic Surgery，1996，61(2)：755-759.

［6］Di Biase L，Santangeli P，Anselmino M，et al. Does the left atrial appendage morphology correlate with the risk of stroke in patients with atrial fibrillation? Results from a multicenter study［J］. Journal of the American College of Cardiology，2012，60(6)：531-538.

［7］Reddy V Y，Sievert H，Halperin J，et al. Percutaneous left atrial appendage closure vs warfarin for atrial fibrillation：a randomized clinical trial［J］. Journal of the American Medical Association，2014，312(19)：1988-1998.

［8］Holmes D R Jr，Kar S，Price M J，et al. Prospective randomized evaluation of the Watchman Left Atrial Appendage Closure device in patients with atrial fibrillation versus long-term warfarin therapy：the PREVAIL trial［J］. Journal of the American College of Cardiology，2014，64(1)：1-12.

［9］Hindricks G，Potpara T，Dagres N，et al. 2020 ESC Guidelines for the diagnosis and management of atrial fibrillation developed in collaboration with the European Association for Cardio-Thoracic Surgery (EACTS)［J］. European Heart Journal，2021，42(5)：373-498.

第二十五章

·心·房·颤·动·分·级·诊·疗

房颤的外科治疗

顾继伟　　过常发

房颤是临床上最常见的心律失常之一,在人群中经年龄校正后,患病率为男性 0.60%,女性 0.37%。40 岁以上房颤患病率为男性 26% 和女性 23%。术前房颤对于心外科手术,是一项独立的影响术后结果的主要危害因子。对于二尖瓣手术的 10 年随访显示:术前房颤患者长期生存率明显下降,术前房颤患者术后心血管事件发生率明显增高。即使是术前不同类型的房颤患者,10 年长期生存率也有所不同。对于搭桥手术,搭桥患者术前房颤会显著增加死亡率,5 年以后的死亡率差别在 20%~25%。即使孤立性房颤亦可显著增加患者血栓栓塞和死亡的风险。

房颤的外科治疗是以直视手术方式进行心房组织电隔离的方法,因其产生的消融线具有良好的透壁性及完整性,具有导管消融无法比拟的优势,对于非阵发性房颤的良好疗效已得到公认。然而,由于前瞻性大样本随机对照试验研究设计、实施困难,多数关于术后疗效对比的临床报道循证医学证据级别不高,仍有待心外科医生进一步补充、完善。

一、房颤外科治疗的历史演进

1980 年,Williams 等提出了左心房隔离术(left atrial isolation procedure),1985 年,Guiraudon 等提出了治疗房颤的走廊术(corridor procedure),但效果均不理想,成功率较低。

1987 年,James Cox 首次报道了他发明的迷宫手术治疗房颤取得成功。随后,Cox 对其手术方法进行了 2 次改进,分别称为迷宫Ⅱ、迷宫Ⅲ手术。Cox 迷宫手术的原理是:用精心设计的心房切口,形成一个狭窄而弯曲的心房组织通道,使窦房结冲动沿着唯一通道到达房室结并激动心室;同时,窦房结冲动也能沿着这条迷宫通路的多个 2~3cm 宽的盲径兴奋除两侧心耳和左心房后壁以外的心房组织,从而保留正常的心房收缩功能;此外,由于切口之间的距离小于大折返环的波长,使之不能在切口之间空隙区形成折返,因此,房颤不能发生和维持。通过 2 次改进,迷宫Ⅲ型手术较好地保持了房室收缩的顺序性、双侧心房的整体同步性,从而维持对心律和心房收缩的生理性控制,减少血栓和栓塞的危险,能够比较满意地达到房颤外科治疗的目标,即:永久消除房颤、维持窦律、保留房室同步激动、保留心房的传输功能。这是外科治疗房颤的历史性转折。

与迷宫Ⅰ、迷宫Ⅱ手术相比,迷宫Ⅲ手术后并发症和病死率更低,同时,10年以上窦性心律转复率可达到95%,从而成为房颤外科治疗的"金标准"。然而,迷宫手术的"切和缝"技术操作复杂、创伤大、手术时间长、术后出血多、心房收缩功能下降、传导阻滞等并发症较多,大大限制了其临床应用。尤其对于器质性心脏病合并房颤患者,经典迷宫手术大大延长了心肌缺血时间,增加了手术风险。近年来,国内外学者依据Cox经典迷宫手术的原理采用冷冻、射频、微波、激光及超声等不同能量形式,按照迷宫手术路径对心肌组织进行消融,希望通过能量消融产生的线性透壁损伤代替手术切开和缝合,部分甚至全部代替手术切口。在不影响疗效的同时简化手术操作,减少心脏切口,缩短手术时间,避免术后并发症。目前,应用双极射频消融+冷冻方法部分替代手术切口的迷宫手术被广泛接受,称为迷宫Ⅳ手术。多项研究报道显示,使用消融能量替代传统"切缝"技术的迷宫Ⅳ手术的成功率可与迷宫Ⅲ手术相媲美,同时还具有更短的手术时间,更少的手术并发症。

迷宫Ⅲ手术和迷宫Ⅳ手术适用于瓣膜病、冠心病、先天性心脏病等器质性心脏病合并房颤的治疗。但随着微创心脏外科技术的发展,房颤外科治疗正在突破原有适应证范围,向孤立性房颤(包括阵发性和持续性房颤)领域延伸。James Cox认为:迷宫术因创伤性不适宜作为孤立性房颤的一线治疗方案。孤立性房颤的外科治疗根基为肺静脉隔离术。该术式可以采用胸腔镜或小切口,在心脏跳动状态下进行心外膜消融。Hassaiguerre等报道,在阵发性房颤中,心脏的兴奋性局灶90%以上存在于肺静脉,肺静脉隔离术可解决大部分问题。Wolf Mini-maze手术由美国Randall Wolf医师于2005年提出,适用于孤立性房颤。手术在非体外循环下进行,在腔镜辅助下,采用双侧胸部小切口进行双侧肺静脉隔离、Marshall韧带离断、心外膜部分神经节消融以及左心耳切除。其优点为损伤小、操作快速准确、并发症少、疗效好。肺静脉的隔离方法可采用分别隔离的方法或者"Box"法隔离(图25-1)。目前,采用双极射频消融是最为普遍接受的方法。

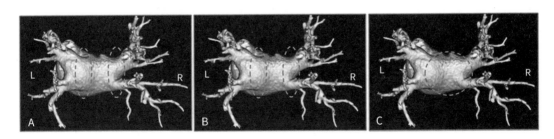

注:A. 左、右肺静脉分别隔离;B. 左、右肺静脉隔离线以及左房顶连线;C. "Box"法隔离。

图25-1　肺静脉隔离方法

二、房颤外科治疗的指南和专家共识

如图25-2所示,随着对房颤认识的日益加深及众多研究证据的积累,房颤外科治疗的推荐等级也不断加强。

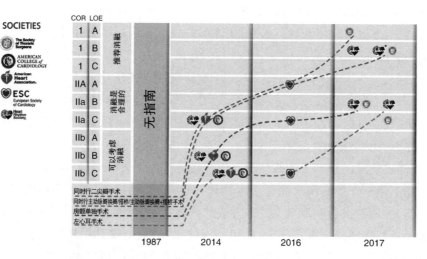

图 25-2　房颤外科消融术的不断更新

在《2017 STS 外科治疗心房颤动临床实践指南》中，对于心外科手术中合并房颤的外科治疗推荐均为Ⅰ级推荐。其中，在二尖瓣手术同期行房颤外科消融术，并不额外增加手术死亡风险和主要并发症，推荐手术（Ⅰ级推荐，A 级证据）。对于主动脉瓣手术、冠状动脉旁路移植术或主动脉瓣手术合并冠状动脉旁路移植术同期行外科消融房颤时，并不额外增加手术死亡风险和主要并发症，推荐手术（Ⅰ级推荐，B 级非随机证据）。对于孤立性房颤的外科治疗均为ⅡA 级推荐。其中，对于有症状房颤但无结构性心脏病同时不能耐受Ⅰ/Ⅲ抗心律失常药物和/或导管消融，行孤立的外科消融房颤是合理的（ⅡA 级推荐，B 级随机证据）。对于有症状，永久或长程房颤但无结构性心脏病，行孤立迷宫Ⅲ/Ⅳ手术相比肺静脉隔离外科消融房颤是合理的（ⅡA 级推荐，B 级非随机证据）。

《2020 ESC/EACTS 心房颤动诊断和管理指南》建议，在接受开胸心脏手术的患者中，如合并房颤，在平衡获益和复发的危险因素（如左心房的扩张、房颤病史年限、年龄、肾功能不全和其他心血管危险因素）后，应考虑同期行房颤外科消融（Ⅱa 类推荐，A 级证据）。而对于单纯的有症状的阵发性房颤或对于抗心律失常药物治疗无效的持续性房颤和经导管房颤消融失败的患者，或存在明显的导管消融失败高危因素的患者，在经验丰富的电生理学家和外科医生组成的团队的联合评估下，可单独行外科微创消融治疗或内外科杂交消融治疗（Ⅱa 类推荐，B 级证据）。对于抗心律失常药物治疗后仍有症状的，或具有复发风险因素的持续性房颤患者，有进一步的节律控制治疗意愿的，可单独行外科微创消融治疗或内外科杂交消融治疗（Ⅱb 类推荐，C 级证据）。

在我国，中国研究型医院协会房颤专业委员会牵头发布了《心房颤动外科治疗中国专家共识 2020 版》，该共识认为，心脏外科手术过程中附加房颤外科治疗是安全的，不增加围手术期相关并发症的发生率（Ⅱa）。证据级别：①不增加胸骨感染、肺炎、开胸止血、需透析的急性肾功能不全并发症发生率（ⅠA）。②不增加围手术期脑卒中发生率（ⅠA）。

③不增加 ICU 滞留时间及住院时间(B-R)。④不增加 30 天内再次住院及肾衰的发生率(B-NR)。对于单纯性阵发性房颤,经至少 1 次导管消融后复发,或对抗心律失常药物无效或不能耐受,且已经衡量导管和外科消融效果和安全以后,倾向外科治疗的患者,可行孤立性房颤外科消融(Ⅱa;B-R)。对于单纯性持续性房颤,经至少 1 次导管消融后复发,或已经衡量导管和外科消融效果和安全以后倾向外科治疗的患者,采用迷宫线而非单纯肺静脉隔离孤立性房颤外科消融(Ⅱa;B-R)。对于单纯性长程持续性房颤,经至少 1 次导管消融后复发,且已经衡量导管和外科消融安全和效果以后,倾向外科治疗的患者,采用迷宫线而非单纯肺静脉隔离孤立性房颤外科消融(Ⅱa;B-NR)。对于单纯性各种类型房颤,未进行内科导管消融,对抗心律失常药物无效或不能耐受,且已经衡量导管和外科消融效果和安全以后,倾向外科治疗的患者,可行孤立性房颤外科消融(Ⅱa;B-NR)。

三、房颤手术适应证和禁忌证

根据上述指南和专家共识,在临床工作中,房颤外科手术适应证为:①持续性或阵发性房颤药物治疗无效或不能耐受;②持续性或阵发性房颤内科导管消融治疗无效;③持续性或阵发性房颤至少有 1 次血栓栓塞史;④房颤合并其他心外科手术,可同期行房颤手术。

手术禁忌证:①明显左心功能不全,并非心律失常本身引起者;②合并心脏原发病或全身疾病手术危及生命者。

四、房颤的外科手术治疗方法

(一)迷宫Ⅳ手术方法
标准 Cox 迷宫Ⅳ手术的术式如下。

(1) 正中开胸,肝素化后主动脉插灌注管,行上、下腔静脉插管引流,右上肺静脉插左心减压管,联机转流。阻断主动脉,顺行或逆行灌注停搏液。

(2) 左房消融。左侧房颤消融线路包括:左心耳切除、双侧肺静脉隔离线、肺静脉间连接线、左心耳连接左上肺静脉连线,以及二尖瓣峡部线。心脏停搏后,将心脏提起并翻向左侧,暴露左心耳。切除左心耳,并用双极射频消融钳钳夹左侧肺静脉(图 25-3:消融线 a)及左心耳至消融线 a 连线(图 25-3:消融线 b),缝闭左心耳。右肺静脉口的隔离通过房间沟切口和消融线 c(图 25-3)达成。消融线 d(图 25-3)为双极钳通过房间沟切口上端,于上腔静脉后方,通过横窦,钳夹至左上肺静脉;消融线 e(图 25-3)为双极钳通过房间沟切口下端,通过左房后壁,钳夹至左下

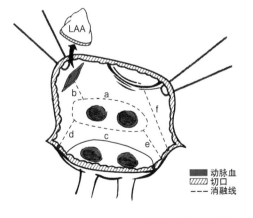

注:包括左心耳切除、双侧肺静脉隔离线(消融线 a、c 和房间隔切口)、肺静脉间连接线(消融线 d 和 e)、左心耳连接左肺静脉连线(消融线 b),以及二尖瓣峡部线(消融线 f)。

图 25-3　左心房房颤消融径路

肺静脉。消融线 a、c、d、e 以及房间沟切口形成肺静脉的箱式隔离（Box 法）。最后，双极射频消融钳通过房间沟切口下端夹至二尖瓣后瓣环，为二尖瓣峡部线，此经线需避免损伤冠状动脉（图 25-3：消融线 f）。左房消融结束。此时，可行其他合并的心脏疾病手术，接着开放主动脉钳，使心脏复跳。

（3）右房消融。右侧的操作在主动脉阻断开放后，复温期间进行。切除右心耳（图 25-4：切口 a），随后双极房颤消融钳做一垂直于心耳切口、指向下腔静脉的消融线（图 25-4：消融线 b），再做右心房背外侧纵行切口（图 25-4：切口 c），延伸于近房室沟。从切口 c 的底端做指向上、下腔静脉的消融线 d、e（图 25-4）。拉开切口 c，在冠状动脉下方，做消融线 f 至三尖瓣瓣环。右侧消融完毕。右心房切口全部缝闭完毕，置心外膜起搏导线，至此完成了 Cox 迷宫Ⅳ手术的全过程。

（二）微创外科治疗（Mini-maze 手术）

采用微创外科治疗时，手术在非体外循环下进行，麻醉时患者双腔气管插管，术中经食管超声心动图确认有无左心耳血栓。如果发现了左房或左心耳血栓，则不能行微创手术或转换为常规正中开胸手术，从而降低血栓栓塞的风险。术前需体表放置体外除颤器垫。

患者左侧位，右侧抬高 45°～60°，右手臂置于头部上方，暴露右腋部。胸腔镜置入孔位在第六肋间腋前线。微创手术的入口可以根据外科医生的偏好和患者的情况，选择第三或第四肋间腋间。平行于右膈神经前切开心包，暴露从上腔静脉到心脏的膈面。分离进入斜窦和右肺动脉和右上肺静脉之间的间隙。在剥离器引导下，置入双极消融钳（图 25-5），进行右侧肺静脉消融。消融后，进行标测，确保肺静脉完全隔离，同时也可进行右侧心外膜神经节消融。经确认后退出器械，放置起搏导线，关闭右侧切口。

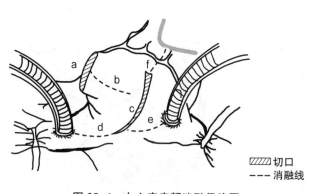

▨▨▨ 切口
--- 消融线

图 25-4　右心房房颤消融径路图

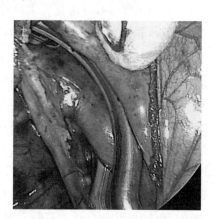

图 25-5　右侧肺静脉消融

左胸的方法与右侧相似。患者左胸抬高 90°，举起左臂暴露左腋。在第 4 肋间隙进胸，左膈神经后切开心包，暴露和消融 Marshall 韧带，用切割吻合器切除左心耳后，在剥离器引导下，置入双极消融钳，进行左肺静脉消融。消融再次标测，确认消融成功后，进行左侧心外膜神经节消融。

（三）Mini-maze 手术的改良

如图 25-6 所示：最初的 Mini-maze 手术仅行双侧肺静脉隔离、左心耳切除、Marshall 韧带消融、心外膜神经节消融。然而，对于非阵发性房颤，上述消融经线尚不足够。目前的观点是迷宫Ⅲ/Ⅳ消融径线对非阵发性房颤的疗效比其他径线更有效。那么，能不能在非体外循环胸腔镜辅助下，做到尽可能接近迷宫Ⅲ/Ⅳ消融径线？

在上述思想指导下，Mini-maze 手术增加了左房顶连线和左房底连线的消融（图 25-7）。为了替代迷宫Ⅲ/Ⅳ手术的二尖瓣峡部消融线，Mini-maze 手术增加了 Dallas 消融线。至此，Mini-maze 手术左房消融径线和迷宫Ⅲ/Ⅳ手术左房消融径线已非常接近，5 年的房颤消融效果接近 75%。

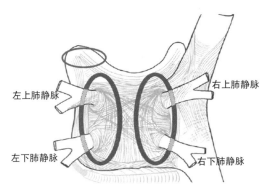

左上肺静脉　　右上肺静脉

左下肺静脉　　右下肺静脉

图 25-6　Mini-maze 手术示意图

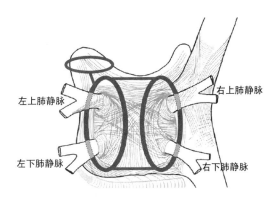

左上肺静脉　　右上肺静脉

左下肺静脉　　右下肺静脉

图 25-7　Mini-maze 手术的改良示意图

关于胸腔镜辅助下，非阵发性房颤的右房消融径线目前也在探索中。国际上，Five-Box Maze 手术纳入 179 例患者（其中 171 例为长程持续性房颤），2 年随访结果显示房颤消融成功率为 96%。此外，T-Maze 在右房做一"T"型消融，也取得了不错效果。国内，复旦大学附属中山医院也进行了初步探索。在腔镜辅助下，右房中部行荷包缝合后，用双极射频消融钳伸入右房，分别做荷包至上腔静脉、至下腔静脉、至右心耳、至三尖瓣环的消融。随访 102 例患者，4 年房颤消融成功率达 86.4%。

（四）手术疗效评价

大量的研究显示，无论是迷宫Ⅲ/Ⅳ手术，还是 Mini-maze 手术，手术的安全性均无可置疑。这也是各种房颤治疗指南推荐等级增加的重要原因。

Cox 等报道了 1987—2000 年一组 346 例房颤迷宫手术的治疗效果，其中 299 例接受了迷宫Ⅲ手术，围手术期死亡率为 2%~3%，房颤治愈率为 99%。应用双极射频代替部分"切和缝"后，迷宫Ⅳ手术也取得了较满意的结果。在华盛顿大学的一个单中心实验中，迷宫Ⅳ手术在 6 个月的随访中，可取得 91% 的治愈率。同时，采用迷宫Ⅳ手术，可显著降低总主动脉阻断时间。在随后的 1 年随访中，与迷宫Ⅲ手术相比，总治愈率无显著性差异。

对于孤立性房颤，2005 年 Wolf 医师报道采用微创肺静脉隔离＋左心耳切除术治疗 27 例房颤患者（其中阵发性房颤 18 例，持续性房颤 4 例，长程持续性房颤 5 例），6 个月治愈率（恢复窦性心律）可达到 91.3%，同时免除了服用抗心律失常药物及抗凝药物。术后

2 年总体治愈率为 80%，术后无脑卒中发生。2009 年，北美的一项多中心临床试验也显示，100 例孤立性房颤患者（阵发性房颤 39 例，持续性房颤 29 例，长程持续性房颤 32 例）采用微创 Mini-maze 手术（微创肺静脉隔离＋左心耳切除术＋心外膜部分神经节消融）治疗后，在 13.6 个月的随访中，总治愈率 87%，其中阵发性房颤 93%，持续性房颤 96%，长程持续性房颤 71%。总之，在 1 年左右短时间的随访中，对于孤立性房颤，Mini-maze 手术能取得较好的疗效。当然，需要有更长时间的随访以及随机双盲 RCT 研究来评价 Mini-maze 手术的远期效果。

在房颤的外科治疗中，左心耳的切除也意义非凡。2018 年，来自于 Mayo Clinic 和 Duke 大学医院的 2 个大规模回顾性队列研究（纳入患者分别为 75 782 例和 10 524 例）均显示，左心耳的外科手术显著降低了患者中风风险和全因死亡率。最近，发表在新英格兰医学杂志的 LAAOS Ⅲ RCT 研究纳入了 27 个国家 105 个心脏中心的 4 811 例患者，其结果显示，外科手术中的左心耳封闭，并不增加手术风险，却可显著降低术后中风风险达 33%。

参考文献

[1] Eguchi K, Ohtaki E, Matsumura T, et al. Pre-operative atrial fibrillation as the key determinant of outcome of mitral valve repair for degenerative mitral regurgitation[J]. European Heart Journal, 2005, 26(18)：1866-1872.

[2] Quader M A, McCarthy P M, Gillinov A M, et al. Does preoperative atrial fibrillation reduce survival after coronary artery bypass grafting? [J]. The Annals of Thoracic Surgery, 2004, 77(5)：1514-1822.

[3] Cox J L, Boineau J P, Schuessler R B, et al. Successful surgical treatment of atrial fibrillation. Review and clinical update[J]. Journal of the American Medical Association, 1991, 266(14)：1976-1980.

[4] Cox J L, Schuessler R B, Lappas D G, et al. An 8 1/2-year clinical experience with surgery for atrial fibrillation[J]. Annals of Surgery, 1996, 224(3)：267-273.

[5] Gaynor S L, Diodato M D, Prasad S M, et al. A prospective, single-center clinical trial of a modified Cox maze procedure with bipolar radiofrequency ablation[J]. The Journal of Thoracic and Cardiovascular Surgery, 2004, 128(4)：535-542.

[6] Mokadam N A, McCarthy P M, Gillinov A M, et al. A prospective multicenter trial of bipolar radiofrequency ablation for atrial fibrillation：early results[J]. The Annals of Thoracic Surgery, 2004, 78(5)：1665-1670.

[7] Damiano R J Jr, Schwartz F H, Bailey M S, et al. The Cox maze Ⅳ procedure：predictors of late recurrence[J]. The Journal of Thoracic and Cardiovascular Surgery, 2011, 141(1)：113-121.

[8] Cheema F H, Younus M J, Pasha A, et al. An effective modification to simplify the right atrial lesion set of the Cox-cryomaze[J]. The Annals of Thoracic Surgery, 2013, 96(1)：330-342.

[9] Wolf R K, Schneeberger E W, Osterday R, et al. Video-assisted bilateral pulmonary vein isolation and left atrial appendage exclusion for atrial fibrillation [J]. The Journal of Thoracic and Cardiovascular Surgery, 2005, 130(3)：797-802.

［10］Badhwar V，Rankin J S，Damiano R J Jr，et al. The society of thoracic surgeons 2017 clinical practice guidelines for the surgical treatment of atrial fibrillation［J］. The Annals of Thoracic Surgery，2017，103(1)：329-341.

［11］Hindricks G，Potpara T，Dagres N，et al. 2020 ESC Guidelines for the diagnosis and management of atrial fibrillation developed in collaboration with the European Association for Cardio-Thoracic Surgery (EACTS)：the task force for the diagnosis and management of atrial fibrillation of the European Society of Cardiology (ESC) Developed with the special contribution of the European Heart Rhythm Association (EHRA) of the ESC［J］. European Heart Journal，2021，42(5)：373-498.

［12］中国研究型医院协会,中国医师协会房颤专家委员会.心房颤动外科治疗中国专家共识2020版［J］. 中华胸心血管外科杂志,2020,37(3)：129-144.

［13］Wang J G，Xin M，Han J，et al. Ablation in selective patients with long-standing persistent atrial fibrillation：medium-term results of the Dallas lesion set［J］. European Journal of Cardio-Thoracic Surgery，2014，46(2)：213-220.

［14］Sirak J H，Schwartzman D. Interim results of the 5-box thoracoscopic maze procedure［J］. The Annals of Thoracic Surgery，2012，94(6)：1880-1894.

［15］Yao X，Gersh B J，Holmes D R Jr，et al. Association of surgical left atrial appendage occlusion with subsequent stroke and mortality among patients undergoing cardiac surgery［J］. Journal of the American Medical Association，2018，319(20)：2116-2126.

［16］Friedman D J，Piccini J P，Wang T，et al. Association between left atrial appendage occlusion and readmission for thromboembolism among patients with atrial fibrillation undergoing concomitant cardiac surgery［J］. Journal of the American Medical Association，2018，319(4)：365-374.

［17］Whitlock R P，Belley-Cote E P，Paparella D，et al. Left atrial appendage occlusion during cardiac surgery to prevent stroke［J］. New England Journal of Medicine，2021，384(22)：2081-2091.

房颤的急性期处理

周　建

房颤的急性期处理亦被称为急性房颤发作的处理：是指首次诊断的房颤、阵发性房颤发作期，以及持续性或永久性房颤发生快速心室率和症状明显加重时的处理方案。

一、临床特点

房颤症状突然加重，出现心悸、乏力、气短、头晕、活动耐量下降、尿量增加，更严重时出现呼吸困难、心绞痛、晕厥前驱症状或者晕厥等。

二、机制

房颤引起心室率过快和不规则跳动，甚至引发心肌缺血、心衰等并发症。

三、处理流程

(一) 急性房颤的评估

1. 询问病史，评估风险与诱因

询问房颤开始和持续时间，EHRA 症状评分，CHA_2DS_2-VASc 风险评分以及 HAS-BLED评分，诱发因素（如劳累、睡眠、咖啡因、过量饮酒、外科手术、心功能不全/原有心功能不全加重、急性心肌缺血、急性心包炎、急性心肌炎、急性肺动脉栓塞、肺部感染和电击等）。

2. 必要的检查

（1）生命体征：心率、血压、呼吸频率、血氧饱和度和意识状态等。

（2）心电图：确诊房颤，有无左室肥大、病理性 Q 波、δ波或短 PR 间期、束支传导阻滞、QT 间期延长等情况。

（3）心脏超声检查：初次房颤发生时，心脏超声为常规检查，可以评估是否合并瓣膜性心脏病、心房和心室大小、室壁厚度和运动幅度、心脏功能、肺动脉压以及心包疾病。

（4）CT/MRI 检查（必要时）：评价有无急性脑卒中。

（5）实验室检查：血电解质、肝功能、肾功能、凝血功能、肌钙蛋白（怀疑 ACS 者）以及甲状腺功能等。

(二) 急诊房颤处理流程

需要依据房颤患者伴发症状的轻重、血流动力学是否稳定、持续时间长短以及伴发的基础疾病进行个体化治疗,具体见图 26-1。

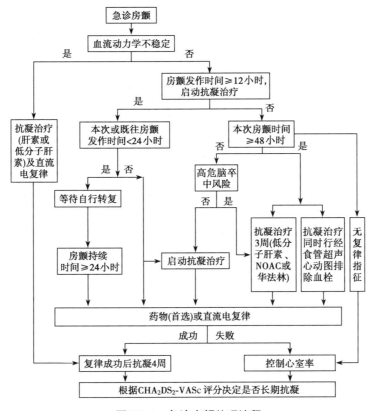

图 26-1 急诊房颤处理流程

1. 患者存在血流动力学不稳定

(1) 评估患者血流动力学不稳定性的原因:房颤本身所致、合并感染(败血症)、消化道出血、肺动脉栓塞、毒素;房颤持续的时间。

(2) 首选紧急电复律,同时抗凝(立即静脉或低分子肝素抗凝,转复后抗凝 4 周)。

(3) 针对血流动力学不稳定的根本原因进行治疗。

(4) 根据脑卒中风险评分决定是否长期应用抗凝药物。

(5) 紧急电复律指征:①血流动力学不稳定;②严重心绞痛、心肌梗死、心力衰竭等患者,应即刻开始同步直流电复律;③房颤伴预激综合征快心室率(>200 次/分,尤其是>250 次/分)、心室率控制不佳或症状特别明显的阵发性房颤患者。

2. 患者无血流动力学障碍

(1) 转复窦律

除紧急电复律指征外以下患者建议进行复律:可能持续存在或进一步引起血流动力

学不稳定患者;有潜在风险的如冠心病患者等;年轻患者;继发于其他可纠正/治疗的因素;患者意愿。

（2）转复方法

AAD 转复以及电转复见表 26-1。不同 AAD 维持窦律疗效的比较见图 26-2。

表 26-1　药物转复和电转复的差异比较

转复方法	药物转复	电转复
适应证	血流动力学稳定首选	血流动力学不稳定首选
转复率	低,30%～83%	高,90%
预防复发	有	无
镇静	不需要	需要
观察时间	用药期间及用药后半个半衰期或者根据药物性质决定	转复后无其他异常 3 小时后可离院
栓塞发生率	1%～2%	1%～2%

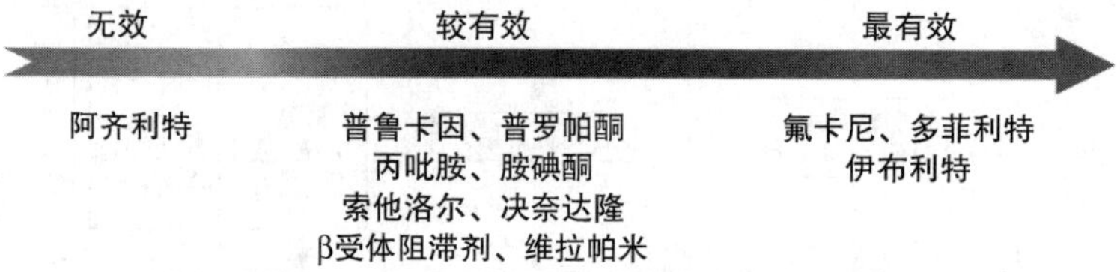

无效	较有效	最有效
阿齐利特	普鲁卡因、普罗帕酮 丙吡胺、胺碘酮 索他洛尔、决奈达隆 β受体阻滞剂、维拉帕米	氟卡尼、多菲利特 伊布利特

图 26-2　不同 AAD 转复疗效比较

（3）心室率控制

对于以下患者优先推荐控制心室率:新发房颤、持续时间＞48 小时或不明、永久性房颤、合并冠心病、有抗心律失常药物禁忌、老年患者(年龄≥65 岁)以及不适合复律者(如结构性心脏病已不考虑长期维持窦律以及既往复律失败等患者)。心室率控制药物种类、具体用法以及注意事项详见表 26-2。

表 26-2　不同心室率控制药物的种类、用法以及注意事项

	静脉给药剂量	常用口服维持剂量	禁忌证
β受体阻滞剂			
酒石酸美托洛尔	2.5～5.0 mg,可重复给药	25～100 mg, bid	哮喘患者使用选择性 β1 受体阻滞剂 在急性心力衰竭及明确严重气管痉挛患者禁用
琥珀酸美托洛尔	无	47.5～95 mg, qd	
阿替洛尔	无	25～100 mg, qd	
艾司洛尔	0.5 mg/kg(1 分钟),后 0.05～0.3 mg/(kg·min)维持	10～40 mg, tid 或 qid	
普萘洛尔	1 mg,可重复给药	10～40 mg, tid 或 qid	
卡维地洛	无	3.125～50 mg, bid	
比索洛尔	无	1.25～20 mg, qd	

(续表)

	静脉给药剂量	常用口服维持剂量	禁忌证
非二氢吡啶类钙离子拮抗剂			
维拉帕米	0.075～0.15 mg/kg(2 分钟内给药),30 分钟后无效可追加 10 mg,继以 0.005 mg/kg 维持	40 mg, bid 480 mg, qd(缓释型)	在射血分数降低的心力衰竭患者中禁用
地尔硫草	0.25 mg/kg,5 分钟,继以 5～15 mg/h 维持	60 mg, tid 360 mg, qd(缓释型)	肝肾功能不全患者应按照说明书调整剂量
洋地黄类			
地高辛	0.5 mg,可重复剂量,每日不超 0.75～1.5 mg	0.062 5～0.25 mg, qd	血药浓度过高将增加死亡率
去乙酰毛花苷	0.4～0.6 mg,可重复剂量,24 h 总量 0.8～1.2 mg	无	使用前完善肾功能检查,在慢性肾脏病患者中需调整剂量
其他类			
胺碘酮	300 mg(5％葡萄糖 250 mL 配置,30～60 分钟内给药),继以 900～1200 mg 维持 24 小时(稀释为 500～1 000 mL)	200 mg,每日 3 次的负荷剂量维持 4 周后,200 mg qd(需根据心率调整用量,同时调整其他抗心律失常药物)	对于甲状腺疾病患者,仅在上述药物不可用时使用

注: bid 为每日 2 次;qd 为每日 1 次;tid 为每日 3 次;qid 为每日 4 次。

心室率控制是房颤患者管理不可或缺的部分。多数患者可采用<110 次/分的宽松起始目标心率;症状明显的患者,需要达到严格的心室率控制;选择β受体阻滞剂、地尔硫卓或维拉帕米、地高辛,或联合治疗控制心室率应基于个体化基础;任何药物均有潜在的副作用,应从低剂量开始并逐步增加以达到改善症状;应个体化权衡心室率控制和节律控制的策略选择;应认真评估抗凝适应证。

(4) 抗凝治疗

①即刻电复律前应先给予普通肝素或低分子量肝素,或 NOAC 进行抗凝,然后再电复律治疗。紧急情况下先电复律,后立即抗凝治疗。②如果房颤发作持续时间≥24 小时,启动抗凝治疗(低分子肝素、新型口服抗凝药),为复律选择留下更大空间(启动抗凝节点)。③房颤持续时间≥48 小时,需要有效抗凝 3 周后,或行食道超声排除心房血栓后,方可行复律治疗(延迟复律节点)。

参考文献

[1] 中华医学会心电生理和起搏分会,中国医师协会心律学专业委员会,中国房颤中心联盟心房颤动防治专家工作委员会. 心房颤动:目前的认识和治疗建议(2021)[J]. 中华心律失常学杂志,2022,26(1):15-88.

[2] 国家卫生健康委员会脑卒中防治专家委员会房颤卒中防治专业委员会,中华医学会心电生理和起搏分会,中国医师协会心律学专业委员会. 中国心源性卒中防治指南(2019)[J]. 中华心律失常学杂志, 2019,23(6)：463-484.

[3] Kanji S, Williamson D R, Yaghchi B M, et al. Epidemiology and management of atrial fibrillation in medical and noncardiac surgical adult intensive care unit patients[J]. Journal of Critical Care., 2012, 27(3)：1-8.

[4] McDonald A J, Pelletier A J, Ellinor P T, et al. Increasing US emergency department visit rates and subsequent hospital admissions for atrial fibrillation from 1993 to 2004[J]. Annals of Emergency Medicine, 2008, 51(1)：58-65.

[5] Barrett T W, Martin A R, Storrow A B, et al. A clinical prediction model to estimate risk for 30-day adverse events in emergency department patients with symptomatic atrial fibrillation[J]. Annals of Emergency Medicine, 2011, 57(1)：1-12.

[6] Stiell I G, Clement C M, Brison R J, et al. Variation in management of recent-onset atrial fibrillation and flutter among academic hospital emergency departments[J]. Annals of Emergency Medicine, 2011, 57(1)：13-21.

[7] Barrett T W, Self W H, Jenkins C A, et al. Predictors of regional variations in hospitalizations following emergency department visits for atrial fibrillation[J]. The American Journal of Cardiology, 2013, 112(9)：1410-1416.

[8] Rogenstein C, Kelly A M, Mason S, et al. An international view of how recent-onset atrial fibrillation is treated in the emergency department[J]. Academic Emergency Medicine, 2012, 19(11)：1255-1260.

[9] Hindricks G, Potpara T, Dagres N, et al. 2020 ESC Guidelines for the diagnosis and management of atrial fibrillation developed in collaboration with the European Association for Cardio-Thoracic Surgery (EACTS)：the task force for the diagnosis and management of atrial fibrillation of the European Society of Cardiology (ESC) Developed with the special contribution of the European Heart Rhythm Association (EHRA) of the ESC[J]. European Heart Journal, 2021, 42(5)：373-498.

房颤电复律适应证和流程

谢　欣　李小荣

复律治疗对于血流动力学不稳定和稳定的患者,都是可选的治疗方案。对于血流动力学不稳定的患者,同步直流电复律的效果优于单纯药物复律,故在临床实践中,对于血流动力学不稳定者首选电复律治疗。在电复律前给予药物负荷,可以显著提升电复律的成功率。

临床实践中,禁止对已经存在左房血栓的房颤患者行包括药物复律和电复律在内的非急性复律。对于血流动力学不稳定的患者在急需复律时往往难以完全排除左房血栓,但仍需知晓并评估发生栓塞的风险。无论使用电复律或者药物复律,均需依据患者情况评估后续抗凝治疗及出血风险。详细的复律流程如图27-1所示。

一、电复律适应证

(1) 血流动力学不稳定的房颤:①症状性低血压-收缩压<90 mmHg,并有低灌注的表现(神志不安、躁动、迟钝);皮肤湿冷;尿量减少≤20 mL/h。②心衰-肺水肿。③心肌缺血(持续性胸痛和/或有急性缺血的心电图表现)。

(2) 房颤伴预激,快速心室率伴血流动力学不稳定。

(3) 症状性房颤,药物治疗失败,患者具有较强的转复意愿。

(4) 各种房性心律失常如房颤、房速术后复发(一般为3个月内,超过3个月的建议二次消融手术)且口服、静脉复律药物无效者,为尽可能维持窦性节律者。

二、电复律禁忌证

(1) 左房、左心耳明确存在血栓者,未充分抗凝或持续时间不确定的房颤患者。

(2) 洋地黄中毒。

(3) 低钾血症或其他电解质紊乱。

(4) 甲状腺功能亢进未有效控制等情况。

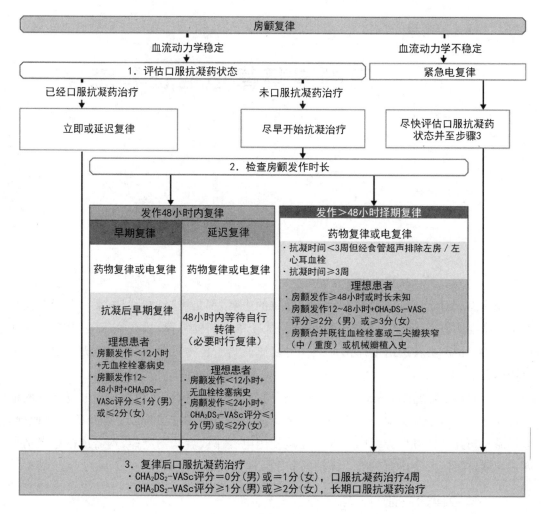

图 27-1　房颤复律流程图

三、电复律可能导致的并发症

（1）血栓栓塞。

（2）皮肤灼伤或过敏。

（3）短暂的室性心律失常：室性心动过速或心室颤动；尤其当患者合并洋地黄中毒、低钾血症或其他电解质紊乱、急性感染或炎性疾病、未代偿的心力衰竭及未满意控制的甲状腺功能亢进等情况时。

（4）缓慢性心律失常。

（5）麻醉或镇静所致低血压和呼吸抑制。

（6）对已有左心功能严重损害的患者有诱发肺水肿的风险。

（7）体内植入电子设备后行电复律可改变或损坏其预置功能。

（8）心肌损伤。

四、电复律流程

(1) 生理准备：禁食 4～6 小时。

(2) 开立相关医嘱，告知患者及签署医疗知情同意书。

(3) 复律药物准备：米达唑仑 1 支，每支 5 mg；氟马西尼 1 支，每支 0.5 mg；生理盐水 100 mL；阿托品 1 mg；力月西、氟马西尼均用盐水稀释至 10 mL；异丙肾上腺素或阿托品 1 mg。如有条件，床旁准备临时起搏设备。目前临床常用的镇静药物包括米达唑仑、丙泊酚和依托咪酯等，其均可以在电复律前起到良好的镇静作用。

(4) 做好心电监护，记录生命体征。记录复律前心电图，心电监护＋心电图双确认当前心律仍为房性心律。

(5) 将稀释后的米达唑仑适量静推，可多次小剂量推注，其间留有观察时间评估患者神志情况，以轻声无法唤醒为宜。

(6) 除颤电极板放置位置：胸骨电极板放在右前壁锁骨下，心尖电极板放在心尖（左乳头左侧），两块电极板之间的距离不应＜10 cm 或者胸骨电极板放在左肩胛下区，心尖电极板置于左乳头下（左腋前线第 5～6 肋间）。尽量避免骨骼（如胸骨）和脂肪（如乳房组织）的位置，因其可增加患者转复所需的能量。

(7) 电复律方式：确认为同步直流双向电复律（采用与 QRS 波群同步电复律的方式），不要使用电除颤模式，避免诱发室颤。

(8) 复律能量选择：双向同步 150～200 J（建议 200 J）或单向 200～300 J（建议 300 J）。肥胖患者可选择较高的能量并适当增加压力使电极板紧贴皮肤，特别瘦的患者可减少能量。

(9) 充电。

(10) 放电：加压使电极板紧贴皮肤，按压放电键不松手直到放电。

(11) 复律结束立即将稀释后的氟马西尼按米达唑仑剂量使用同比例静推。复律后尽量保持患者清醒状态，密切监测患者生命体征，谨防因苏醒不充分、药物导致的误吸发生。

(12) 复律结束如心率小于 40 次/分，立即静推阿托品 1 mg 或静滴异丙肾上腺素；严重者需备临时起搏设备。

(13) 记录复律后生命体征，复查心电图、动态心电图。

(14) 书写电复律病程记录。

(15) 抗凝：复律后抗凝需结合患者 CHA_2DS_2-VASc 评分和出血风险而定，具体参考复律流程图步骤 3（图 27-1）；

(16) 注意事项：①起始使用较高能量可提高有效率并减少电击次数和镇静持续时间；②疑有房室阻滞或窦房结功能低下者，电复律前应备有阿托品或做好预防性心室起搏的准备；③若复律未成功，可尝试调整电极板位置、上调能量、对电极板施加一定压力或应用抗心律失常药物后重复电复律；④多次电复律及预防性给予抗心律失常药物治疗仍复发房颤，且维持窦性心律时间较短的患者，再次电复律无助于窦律的维持。

五、复律后随访

复律后的随访在房颤的长程管理中起着至关重要的作用，主要包括以下几方面。

（1）通过心电图早期识别房颤复发。

（2）结合症状评价心律控制的疗效。

（3）通过定期监测服用Ⅰ或Ⅲ类抗心律失常药物患者的 PR、QRS 和 QTc 间期评估其致心律失常风险。

（4）结合患者症状和生活质量，在房颤症状和药物副作用之间取得平衡。

（5）评估房颤和抗心律失常药物对患者合并的心血管疾病及心功能的影响。

（6）优化维持窦律治疗，提升心血管疾病风险管理水平。

随访过程中尤其需要关注的是处理好房颤发作和药物副作用之间的平衡。对于房颤控制不佳、心功能恶化、无法耐受药物副作用的患者，需结合患者病情考虑其他治疗措施，例如导管消融、心室率控制等。

参考文献

［1］ Kirchhof P, Mönnig G, Wasmer K, et al. A trial of self-adhesive patch electrodes and hand-held paddle electrodes for external cardioversion of atrial fibrillation（MOBIPAPA）[J]. European Heart Journal, 2005, 26(13): 1292-1297.

［2］ Um K J, McIntyre W F, Healey J S, et al. Pre- and post-treatment with amiodarone for elective electrical cardioversion of atrial fibrillation: a systematic review and meta-analysis[J]. Europace, 2019, 21(6): 856-863.

［3］ Pluymaekers N A H A, Dudink E A M P, Luermans J G L M, et al. Early or delayed cardioversion in recent-onset atrial fibrillation[J]. New England Journal of Medicine, 2019, 380(16): 1499-1508.

［4］ Sandhu R K, Smigorowsky M, Lockwood E, et al. Impact of electrical cardioversion on quality of life for the treatment of atrial fibrillation[J]. The Canadian journal of cardiology, 2017, 33(4): 450-455.

［5］ Rienstra M, Hobbelt A H, Alings M, et al. Targeted therapy of underlying conditions improves sinus rhythm maintenance in patients with persistent atrial fibrillation: results of the RACE 3 trial [J]. European Heart Journal, 2018, 39(32): 2987-2996.

［6］ Hindricks G, Potpara T, Dagres N, et al. 2020 ESC Guidelines for the diagnosis and management of atrial fibrillation developed in collaboration with the European Association for Cardio-Thoracic Surgery（EACTS）: the task force for the diagnosis and management of atrial fibrillation of the European Society of Cardiology（ESC）Developed with the special contribution of the European Heart Rhythm Association（EHRA）of the ESC[J]. European Heart Journal, 2021, 42(5): 373-498.

［7］ Kowey P R, Dorian P, Mitchell L B, et al. Vernakalant hydrochloride for the rapid conversion of atrial fibrillation after cardiac surgery: a randomized, double-blind, placebo-controlled trial[J]. Circulation-Arrhythmia and Electrophysiology, 2009, 2(6): 652-659.

［8］Pohjantähti-Maaroos H，Hyppölä H，Lekkala M，et al. Intravenous vernakalant in comparison with intravenous flecainide in the cardioversion of recent-onset atrial fibrillation［J］. European Heart Journal Acute Cardiovasc Care，2019，8(2)：114-120.

［9］Alboni P，Botto G L，Baldi N，et al. Outpatient treatment of recent-onset atrial fibrillation with the "pill-in-the-pocket" approach［J］. New England Journal of Medicine，2004，351(23)：2384-2391.

［10］Schmidt A S，Lauridsen K G，Torp P，et al. Maximum-fixed energy shocks for cardioverting atrial fibrillation［J］. European Heart Journal，2020，41(5)：626-631.

房颤患者一体化管理

陈 婕

《中国心房颤动防治现状蓝皮书 2018》数据显示：全球约有 3 350 万名房颤患者，我国房颤患病率为 0.77%，人数超 1 000 万，房颤的患病率及发病率随年龄增长逐步增长，且各年龄段男性均高于女性，至 2050 年，中国 60 岁以上人群中预计有 520 万男性和 310 万女性患房颤，这是组惊人的数字。按此比例估计，上海有 24 万～72 万房颤患者，浦东地区有 5.5 万～16 万名房颤患者。上海市金山区 9 个社区 65 岁及以上老年人健康体检中，房颤粗患病率为 2.78%，75 岁以下各年龄段组男性房颤患病率均高于女性。

房颤使患者痴呆风险增加 2 倍，心衰风险增加 3 倍，脑卒中风险增加 5 倍。其中，房颤导致的脑卒中一年致残率超过 50%，脑卒中后一年病死率高达 30%，且 5 年内有 1/3 的患者复发。每年由房颤导致的脑卒中患者数量约 52.5 万。每年因房颤导致脑卒中的治疗成本高达 49 亿元以上，房颤所引发脑卒中导致的高致残率，给社会、患者及其家庭带来了沉重的经济负担。

通过实践，上海市东方医院心律失常诊疗中心提出，规范化房颤治疗模式由三个关键要素构成：一站式护理，一站式手术，一站式房颤管理。将三个"一站式"元素相互融合，能够把房颤做成闭环管理。

一、一站式护理

（一）院前答疑解惑，缓解无序

在院前，由专职随访护士联系患者，详细告知入院前需要带的医疗资料及生活用品，外地患者需要提前办理好转院和外地医保手续。除了解答院前的各种检查、基本用药情况，以及术前准备等专业问题，随访护士还负责给患者建立电子病历。从多方面入手，缓解患者入院前无序的烦恼。

（二）院中房颤科普阵地贯穿始终

1. 房颤科普拉近医患距离

入院后当天及每周进行一次房颤知识教育，科普后会有现场交流咨询时间，患者可对自身关注及有疑问的问题进行咨询;病房走廊放置异常心音二维码,让患者了解心脏异常节律,满足不同患者的需求,让患者在一个宽松、和谐的环境中,更好地掌握疾病治疗和预防的关键知识。

2. 围手术期管理为手术保驾护航

术前 1 天,责任护士会与患者进行一对一的沟通交流,发放手术宣教单,进行术中、术后呼吸配合及训练,根据患者需求采用床边平板、视频、文字图片、口头讲解等多种方式进行术前宣教。

手术当天,责任护士会提前到床旁探视,再次确认手术准备、留置针是否穿刺、手术衣是否更换等。

术毕返回病区,责任护士做到:①监测患者生命体征、观察患者术侧肢体血液循环,同时给予患者术后指导,心理疏导;②术后 3～5 天,患者可能出现有轻度胸痛和自限性低热,根据医嘱使用药物治疗即可,消融术后 6～10 天出现的延迟发热状态,无论是否伴有神经系统相关症状,都应排除心房-食管瘘,需立即行左心房 CT 血管造影术检查;③嘱患者消融术后定期监测心电图、动态心电图、心脏彩超、肝肾功能、血常规、凝血功能变化,服用胺碘酮的患者定期复查甲状腺功能。

(三)院后延续护理,让患者更安心

患者出院后,我们秉承延续性房颤管理理念,随访护士会建立随访通道,每年随访时不断更新患者联系方式。目前针对房颤的术后患者,随访护士会在出院后第 1 月、3 月、6 月、12 月开展密集随访,此后每年随访一次。专业随访护士在日常生活中给予患者一些评估,加强院外随访的依从性,避免不安全事件的发生。出院时教会患者自测脉搏,术后随访持续时间至少两年,并嘱患者采用动态心电图检查或用可穿戴式心电记录仪监测心律失常。

二、一站式手术

房颤是临床上最常见的心律失常之一,其主要治疗方法涉及心脏复律并维持窦性心律、控制心室率以及抗凝预防脑卒中等。单纯的房颤射频导管消融治疗可以改善患者症状,提高患者生活质量,但不能有效预防脑卒中。新兴的左心耳封堵术可替代抗凝治疗,成为房颤脑卒中预防的重要手段,但不能改善房颤患者症状。因此射频导管消融与左心耳封堵联合实施的"一站式"治疗方式应运而生。

"房颤射频消融术＋左心耳封堵术",这种全新的"一站式"治疗技术通过微创的方式,为房颤治疗打上"双保险"。既消除了房颤的症状,又闭合了房颤患者血栓发生的根源部位左心耳,同时也减少了房颤患者多次治疗的痛苦,减少患者对二次手术的恐惧,降低了脑卒中致残或致死的风险,消除了患者对长期口服抗凝药物治疗的依赖性,可以说是房颤患者的福音。另外,从经济学角度看,一站式治疗能够在很大程度上减轻患者的负担,将两台手术融合到一起使患者获得最大的效价比。

对于不适合导管消融,药物控制心室率不满意或不愿意长期口服药物控制心室率的患者,还可以行"房室结消融＋左束支起搏"的一站式治疗。

三、一站式管理

（1）上海市东方医院心律失常诊疗中心充分利用大数据、云病房等新科技新手段，守护房颤患者健康，我们构建以"互联网＋"为模型的"互联网＋物联网＋大数据"的管理模式，通过"云病房"搭建房颤全程管理平台，为房颤管理赋能；以"物联网"搭建开放式健康数据平台，进一步提高房颤数据的完整性；以"大数据"为房颤诊疗提供辅助服务，为房颤管理提供决策指导。

（2）上海市东方医院心律失常诊疗中心建立房颤管理 MDT 团队，包括电生理医生、神经科医生、药师、专业护士以及固定的房颤专病门诊，通过相互的协调和密切沟通，推动随访工作的开展和疑难复杂房颤的解决。

（3）上海市东方医院心律失常诊疗中心在房颤综合管理基础上，规范房颤药物治疗，普及和规范新型治疗技术，发挥中心的联动优势，整合、构建多层次、多学科房颤管理架构。

参考文献

[1] 中华医学会心电生理和起搏分会，中国医师协会心律学专业委员会，心房颤动防治专家工作委员会，等.左心耳干预预防心房颤动患者血栓栓塞事件：目前的认识和建议（2019）[J].中华心律失常学杂志，2019，23（5）：372-392.

[2] Holmes D R，Reddy V Y，Turi Z G，et al．Percutaneous closure of the left atrial appendage versus warfarin therapy for prevention of stroke in patients with atrial fibrillation：a randomised non-inferiority trial[J]. Lancet，2009，374（9689）：534-542.

[3] Reddy V Y，Doshi S K，Sievert H，et al．Percutaneous left atrial appendage closure for stroke prophylaxis in patients with atrial fibrillation：2.3-Year Follow-up of the PROTECT AF（Watchman Left Atrial Appendage System for Embolic Protection in Patients with Atrial Fibrillation）Trial[J]. Circulation，2013，127（6）：720-729.

[4] Marrouche N F，Brachmann J，Andresen D，et al．Catheter ablation for Atrial Fibrillation with Heart Failure[J]. New England Journal of Medicine，2018，378（5）：417-427.

[5] Calvo N，Salterain N，Arguedas H，et al．Combined catheter ablation and left atrial appendage closure as a hybrid procedure for the treatment of atrial fibrillation[J]. Europace，2015，17（10）：1533-1540.

[6] Du X，Chu H，He B，et al．Optimal combination strategy of left atrial appendage closure plus catheter ablation in a single procedure in patients with nonvalvular atrial fibrillation[J]. Journal of Cardiovascular Electrophysiology.，2018，29（8）：1089-1095.

[7] Fauchier L，Cinaud A，Brigadeau F，et al．Device-related thrombosis after percutaneous left atrial appendage occlusion for atrial fibrillation[J]. Journal of the American College of Cardiology，2018，71（14）：1528-1536.

[8] Glikson M，Wolff R，Hindricks G，et al．EHRA/EAPCI expert consensus statement on catheter-based left atrial appendage occlusion — an update[J]. EuroIntervention，2020，15（13）：1133-1180.

房颤管理：ABC 综合方案

李小荣　顾婷婷

　　房颤是影响人类健康的重大公共卫生问题。全球范围内房颤的发病率及患病率居高不下,2010 年全球约有房颤患者 3 350 万,其中男性 2 090 万,女性 1 260 万。最近,中国马长生教授团队牵头在全国 8 个省市专家团队完成的流行病学调查研究显示,中国成人(≥45 岁)的房颤标化患病率为 1.8%,75 岁以上人群中,男性和女性患病率均达到 5%,根据 2010 年中国人口普查数据和校正的患病率,估测中国有 790 万房颤患者。房颤危害严重,可导致脑卒中、心力衰竭、心肌梗死、认知功能下降和痴呆以及肾功能损伤在内的各种严重并发症,无论对于患者个人和家庭,还是卫生系统而言,都是很重的负担。

　　房颤患者往往高龄,合并肥胖、高血压、糖尿病、慢性肾脏病等多种危险因素和疾病,其复杂性要求对房颤患者需采取多层次、多学科及社会各层面参与的综合管理方法。但是在日常临床实践中,对于多数基层医生而言,房颤的综合管理是一项颇具挑战性的工作,如何简化房颤的综合管理,采取简易而不失综合、科学、全面的流程化管理方案,显得颇为重要。房颤管理 ABC 综合方案(简称"ABC 方案")是国际著名房颤专家 Lip 教授于 2017 年提出的一种房颤综合管理方案,其简单易记、实用方便、易推广,与常规管理方案相比,ABC 方案可显著降低患者全因死亡风险、脑卒中/大出血/心血管死亡和首次住院的复合终点事件及健康相关费用,故已被作为主要章节写入《2020 ESC/EACTS 心房颤动诊断和临床管理指南》。

　　ABC 方案具体为：A(Avoid stroke)：避免卒中；B(Better symptom management)：更好的症状控制；C(Cardiovascular and comorbidity risk reduction)：减少心血管疾病和合并症风险。本章将详述这一管理方案。

一、A(避免脑卒中)

　　本章所指的房颤主要为非瓣膜性房颤。总的来说,房颤使中风风险增加了 5 倍。虽然房颤患者的其他表型特征如房颤的类型和负荷、左心房纤维化程度和左心耳的解剖和功能、循环生物标志物(TN-T,Pro-BNP 等)和心电图特征也都是脑卒中风险增加的重要因素，但迄今为止，公认的简单易行的房颤脑卒中评分还是 $CHA_2DS_2\text{-}VASc$ 评分（详见本书第十八章）。

（一）第一步：识别脑卒中低危人群

在 $CHADS_2$ 评分的基础上，$CHA_2DS_2\text{-}VASc$ 评分增加且细化了脑卒中危险因素，能更精确地筛选出脑卒中低危患者。研究显示，$CHA_2DS_2\text{-}VASc$ 评分为 0 分的患者年事件率小于 1%。因此，2020ESC 房颤管理指南建议，$CHA_2DS_2\text{-}VASc$ 评分为 0 分的男性和 1 分的女性均为脑卒中低风险患者，不推荐抗凝治疗。

（二）第二步：提供脑卒中预防方案、评估其出血风险

$CHA_2DS_2\text{-}VASc$ 评分 $\geqslant 1$ 分的男性和 $\geqslant 2$ 分的女性为脑卒中的中高危患者，均应启动抗凝治疗。口服抗凝剂的绝对禁忌证包括活动性严重出血、严重血小板减少症（$PLT < 50/\mu L$）、严重贫血及近期的高危出血事件（如颅内出血）等。即使不存在绝对禁忌，口服抗凝药物后，也可能面临出血风险，因此对于应用口服抗凝药物的房颤患者，应根据 HAS-BLED 评分标准进行出血风险评估。HAS-BLED 评分 $\geqslant 3$ 分提示出血风险高，但并不妨碍抗凝药的启用，而是应定期评估和随访此类患者，并积极纠正出血危险因素，如高血压、VKA 治疗时 INR 不稳定、抗血小板药物诱导的出血、过量饮酒、肝肾功能不全等。如患者确实不适合抗凝治疗、抗凝期间仍有脑卒中发生或出血评分 $\geqslant 3$ 分，可以考虑左心耳介入封堵或外科干预治疗。

（三）第三步：抗凝药物的选择

华法林是传统抗凝药物，能够明确降低房颤相关的脑卒中风险和死亡风险。对于中重度二尖瓣狭窄和机械性心脏瓣膜病合并房颤患者，华法林目前是唯一安全有效的抗凝药物。NOAC 包括直接凝血酶抑制剂达比加群和直接 Xa 因子抑制剂阿哌沙班、利伐沙班以及依度沙班。RE-LY、ROCKETAF、XANTUS 等多项大型临床研究证实，与华法林相比，NOAC 在疗效、安全性、依从性方面具有显著优势，NOAC 可以使全身血栓栓塞的风险降低 19%，使颅内出血风险降低 50%，全因死亡率降低 10%。目前国内外指南均将 NOAC 作为 I A 类推荐，对于新启动抗凝治疗的患者，如果没有禁忌证，优先选用 NOAC。

二、B(更好的症状控制)

（一）心室率控制

房颤时快而不规则的心室率是引起部分患者心悸、胸闷、乏力等不适症状的主要原因。对于快速性心室率房颤患者而言，心室率控制是房颤管理的一个重要组成部分，通常足以改善房颤相关的症状。目前，房颤患者的最佳心室率控制目标值尚不明确，临床医生在进行心室率控制时需个体化对待，根据患者症状的严重程度及合并症如心脏瓣膜病、基础心功能状态、是否存在心室预激等情况决定心室率控制目标。在关于永久性房颤患者的 RACE II 研究以及 AFFIRM 研究中，严格的心室率控制组（休息时目标心率 <80 次/分和中度运动时的目标心率 <110 次/分）和宽松心室率控制组（心率目标 <110 次/分）组

之间在临床终点事件、NYHA 心功能分级及住院率方面没有差异。但对于由房颤诱发的心动过速性心肌病则应采用严格的心率控制。

心室率控制的常用药物包括 β 受体阻滞剂、非二氢吡啶类钙离子拮抗剂(维拉帕米和地尔硫卓)、洋地黄类药物及某些抗心律失常药物如胺碘酮等,可以单独使用或联合使用。其中 β 受体阻滞剂是应用最广泛的降低心室率的药物,可作为一线治疗药物。

当药物治疗失败时,可以采用房室结消融和希浦系统起搏控制心室率。该方法相对简单,并发症发生率低,长期死亡率低。对于症状严重的永久性房颤和因心衰住院的患者,房室结消融联合 CRT 可能是首选。

(二) 节律控制

窦性心律是人类的天然心律,理论上无论心室率快慢,恢复窦性心律可改善患者的心功能状态、提高患者生活质量、减少血栓栓塞的发生。2020 ESC 房颤诊治指南指出,对于有症状的房颤患者,积极推荐采用节律控制疗法改善患者症状和生活质量(ⅠA)。房颤的复律主要通过自然转复、药物与电复律和导管消融四种方式。用于房颤复律的主要药物是Ⅰc类(氟卡尼、普罗帕酮)和Ⅲ类(胺碘酮、伊布利特、多非利特、决奈达隆)抗心律失常药,它们分别通过减慢传导速度和延长有效不应期终止折返激动,从而达到转复房颤的目的。同步直流电复律是转复房颤的有效手段,伴有严重血流动力学障碍及预激综合征伴快速心室率的房颤患者首选电复律。导管消融治疗在维持窦律和改善生活质量等方面优于抗心律失常药物。

三、C(减少心血管和合并症风险)

包括生活方式在内的心血管危险因素和合并疾病,极大地影响着房颤的发生发展。不健康的生活方式、危险因素和心血管疾病可共同导致心房重构/心肌病和房颤的发生。因此,ABC 方案的"C"部分主要包括对伴随疾病、心血管疾病危险因素和不健康生活方式因素的识别和管理。该部分需要患者、护理人员、心内科医生、电生理专科医生及全科医生等参与,共同控制心血管危险因素和伴随疾病,减少房颤的发生和发作次数,降低消融术后房颤的复发率,以减少中风和心血管疾病事件的发生。

(一) 生活方式干预

肥胖与房颤有密切联系,可使房颤的发生风险提高 20%。肥胖会增加房颤导管消融后房颤复发率,也可能增加房颤患者缺血性脑卒中、血栓栓塞和死亡的风险。研究显示,大幅度减轻体重可减少房颤复发和症状,可降低血压、血脂异常和 2 型糖尿病的风险,可以延缓阵发性房颤向持续性房颤的进展,可总体改善心血管风险状况。动物实验发现过度肥胖导致心房重构可能为其机制,肥胖可增加左心房体积及纤维化,降低心房电传导速度,增加电传导的各向异性,从而诱发房颤的发生。因此,需积极建议肥胖的房颤患者减肥。

过量饮酒是房颤发生的危险因素,也是抗凝患者出血的危险因素;过量酒精摄入甚至可能与血栓栓塞或死亡有关。饮酒与房颤风险之间也存在线性的剂量—反应关系，如每天饮酒 1 杯，房颤风险增加 8%。而研究显示，对于经常饮酒的房颤患者，戒酒可减少房颤的发生。许多研究已经证明适度运动或体力活动对心血管健康有益，应鼓励患者进行中等强度的运动，并保持体力活动，以防止房颤的发生或复发，但也需避免长期过度的耐力运动（如马拉松和长距离铁人三项等），尤其是年龄＞50 岁的患者。

此外，教育和咨询可以提高患者对疾病的认识，对治疗方案的理解和依从性。越来越多的证据表明，生活方式的干预可以预防房颤和减缓心律失常的进展，并有可能减少心血管事件住院率和死亡率。

（二）具体心血管危险因素和共存疾病

1. 高血压

高血压是房颤最常见的危险因素之一，高血压患者发生房颤的概率是血压正常者的 1.7 倍。高血压还会增加房颤的并发症，尤其是中风、心衰和出血风险。在血压控制不佳的患者中，房颤的发生风险尤其显著。房颤患者必须按照当前高血压防治指南进行高血压治疗，将血压控制到≤130/80 mmHg。严格控制血压对于降低缺血性脑卒中和脑出血的风险也很重要。

2. 糖尿病

糖尿病是房颤的独立危险因素，尤其是在年轻患者中。糖尿病患者的房颤患病率至少是非糖尿病患者的 2 倍，房颤的发病率随着微血管并发症（视网膜病变、肾病）的严重程度增加而增加。研究发现，在接受射频消融的房颤患者中，血糖异常的患者心房电压明显降低，心房总激动时间明显延长，说明血糖异常可对心房基质产生不利影响，同时血糖异常患者房颤复发率明显升高（18.5% $vs.$ 8.0%，$P=0.022$）。二甲双胍和吡格列酮可降低糖尿病患者发生房颤的长期风险。因此，糖尿病对房颤的产生和复发有着促进作用，良好的血糖控制可以减少相关风险。

3. 睡眠呼吸暂停低通气综合征

睡眠呼吸暂停低通气综合征在房颤、心衰和高血压患者中非常普遍，并与死亡率或主要心血管事件的风险增加密切有关。睡眠呼吸暂停低通气综合征促进房颤的机制包括间歇性夜间低氧血症/高碳酸血症、胸内压变化、交感神经激活、氧化应激、炎症和神经体液激活。研究显示，睡眠呼吸暂停低通气综合征可降低抗心律失常药物的成功率，电复律和导管消融成功率。持续气道正压通气治疗是睡眠呼吸暂停低通气综合征的首选治疗方法。因此，在症状性房颤患者开始节律控制治疗之前，应常规筛查是否有睡眠呼吸暂停低通气综合征，并积极干预以减少症状性房颤复发。

4. 其他

冠心病和心衰也与房颤的发生发展密切相关。急性冠状动脉综合征房颤的发生率为 2%～23%，心肌梗死患者新发房颤的风险增加 60%～77%。另外，10%～15%的房颤患者合并冠心病并接受 PCI 治疗。当同时患有冠心病和房颤时，需要仔细平衡缺血性脑卒中/全身栓塞、冠状动脉缺血事件和抗栓治疗相关出血的伴随风险以决定抗栓治疗方案。

房颤和心衰经常共存，且会促进彼此预后恶化。对于射血分数保留的心衰，可以使用 β 受体阻滞剂、地尔硫䓬、维拉帕米和地高辛控制房颤患者的心室率，而对于射血分数降低的心衰，β 受体阻滞剂和地高辛是较为合理的选择。

四、"ABC 方案"对临床结局的影响

ATHERO-AF 研究纳入 882 例口服华法林的非瓣膜性房颤患者，将其分为"ABC 组"和"非 ABC 组"，探讨"ABC 方案"对真实世界人群心血管事件的影响。研究显示，根据 ABC 方案进行综合管理可显著降低心血管事件的发生率（1.8% $vs.$ 4.5%，$P=0.001$），这表明采用 ABC 方案优化房颤患者的管理获益明显。对 ATHERO-AF 研究中患者心血管事件相关医疗成本进行探索性分析表明，ABC 组较非 ABC 组节约了 2 776 欧元医疗费用。该研究提示，应用 ABC 方案作为房颤管理策略，可明显降低心血管事件和医疗成本。对 AFFIRM 试验事后资料分析显示，3 169 例房颤患者中仅有 222 例（7%）满足"ABC 组"，其余 2 947 例为"非 ABC 组"。在平均随访 3.7 年中，"ABC 组"患者的全因死亡率、联合终点和首次住院均显著低于"非 ABC 组"。二次分析显示，"ABC 组"大出血、心血管病死亡和首次因心血管病住院率，以及多次住院和总住院次数均较低（$P<0.001$）。该分析结果表明，"ABC 方案"以整体的方式简化房颤患者的综合管理，并大幅降低了患者死亡、脑卒中、大出血等不良结局的风险。最近，欧洲的一项大型房颤观察研究项目显示，在当代欧洲房颤患者的大队列研究中，坚持"ABC 方案"的临床管理与心血管事件、心血管疾病死亡和全因死亡的风险显著降低相关。

"ABC 方案"将房颤的一级和二级预防简易化、流程化，可以让更多基层医生及更多非心血管专业的医生全面把握房颤患者综合管理的关键因素，不仅可降低患者的脑卒中风险及住院率，改善患者预后，还可降低社会的医疗成本，是一种值得广泛推广的房颤综合管理方案。

参考文献

［1］中华医学会心电生理和起搏分会，中国医师协会心律学专业委员会，心房颤动防治专家工作委员会，等.左心耳干预预防心房颤动患者血栓栓塞事件：目前的认识和建议（2019）［J］.中华心律失常学杂志，2019，23（5）：372-392.

［2］中华医学会心电生理和起搏分会，中国医师协会心律学专业委员会，中国房颤中心联盟心房颤动防治专家工作委员会.心房颤动：目前的认识和治疗建议（2021）［J］.中华心律失常学杂志，2022，26（1）：15-88.

［3］俞娅娅，李小荣，余金波，等.心房颤动综合管理 ABC 方案［J］.中国心脏起搏与心电生理杂志，2020，34（01）：7-10.

［4］Hindricks G，Potpara T，Dagres N，et al. 2020 ESC Guidelines for the diagnosis and management of atrial fibrillation developed in collaboration with the European Association for Cardio-Thoracic Surgery（EACTS）［J］. European Heart Journal，2021，42（5）：373-498.

［5］Calkins H，Hindricks G，Cappato R，et al. 2017 HRS/EHRA/ECAS/APHRS/SOLAECE expert consensus statement on catheter and surgical ablation of atrial fibrillation[J]. Heart Rhythm，2017，14(10)：e275-e444.

[6] Lip G Y H. The ABC pathway：an integrated approach to improve AF management[J]. Nature Reviews Cardiology，2017，14(11)：627-628.

[7] Pastori D，Pignatelli P，Menichelli D，et al. Integrated care management of patients with atrial fibrillation and risk of cardiovascular events：the ABC (Atrial fibrillation Better Care) pathway in the ATHERO-AF study cohort[J]. Mayo Clinic Proceedings，2019，94(7)：1261-1267.

[8] Proietti M，Romiti G F，Olshansky B，et al. Improved outcomes by integrated care of anticoagulated patients with atrial fibrillation using the simple ABC (Atrial Fibrillation Better Care) pathway[J]. The American Journal of Medicine，2018，131(11)：1359-1366.

[9] Du X，Guo L，Xia S，et al. Atrial fibrillation prevalence，awareness and management in a nationwide survey of adults in China[J]. Heart，2021，107：535-541.

[10] Proietti M，Lip G Y H，Laroche C，et al. Relation of outcomes to ABC (Atrial Fibrillation Better Care) pathway adherent care in European patients with atrial fibrillation：an analysis from the ESC-EHRA EORP Atrial Fibrillation General Long-Term (AFGen LT) Registry[J]. Europace，2021，23 (2)：174-183.

人工智能在房颤诊治管理中的应用

李小荣　夏玉东

　　经过 60 多年的发展,特别是在近年来移动互联网、大数据及超级计算机等新理论新技术及经济社会发展强烈需求的共同驱动下,人工智能(artificial intelligence,AI)迅速发展,深刻改变着医疗体系的诊治模式。传统医疗与 AI 技术融合发展可以提升医疗工作效率,实现医疗资源公平分配,全面提升人民的健康水平。房颤是临床最常见的心律失常之一,随着人口老龄化,房颤的患病率逐年增高。近期安贞医院牵头的一项全国大型社区调查研究显示,中国成人(≥45 岁)中房颤发病率约 1.8%,据此估测我国 45 岁或以上有近 800 万人罹患房颤。本章以房颤为切入点,深入阐述 AI 在房颤诊治管理中的应用。

一、人工智能概述

　　1956 年,美国计算机科学家 John McCarthy 首次提出了 AI 的术语和原理。AI 是计算机科学的一个分支,是应用计算机科学的理论与方法,能够让机器模仿人类,利用知识完成一定行为的计算模拟过程。目前实现 AI 的技术手段主要有机器学习(machine learning,ML)和深度学习(deep learning,DL)。ML 是 AI 的重要组成部分,其基于算法,利用已有数据,从大量数据中学习训练获得的经验,得出某种模型,并利用模型预测结果。DL 是 ML 的一种,它是让机器能够像人脑一样以有监督和/或无监督方式具有分析学习能力的人工神经网络。DL 的代表算法之一为卷积神经网络(convolutional neural network,CNN)。

　　ML 和 DL 的区别:①数据依赖性:与 ML 相比,DL 随着数据规模的增加,性能也不断增长;②硬件依赖性:DL 需要进行大量的矩阵运算,更依赖高端 GPU;③执行时间:DL 算法中参数很多,训练算法需要消耗更长的时间,而 ML 的训练消耗的时间相对较少,只需要几秒到几小时;④特征处理:ML 中应用的特征多需专家确定,其算法性能依赖于所确定特征的准确度。而 DL 则自动从数据中直接获取特征,这是二者的主要区别

（图 30-1）。

近年来,随着电子医疗数据库的完善和基于高性能计算、云计算平台的建立,AI 技术在医疗领域的发展更是突飞猛进。目前已有多个研究探索 AI 应用于不同疾病的预防、预警、诊断、治疗和预后评估等方面。随着移动设备、可穿戴传感器和软件应用程序(App)的大规模应用增加,移动医疗可以通过检测脉搏、心电而发现包括房颤在内的各类心律失常。AI 的深度参与,能够进一步增强其自动诊断的作用,做到及时预警,更有可能降低未来的住院率和死亡率。

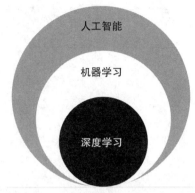

图 30-1　人工智能、机器学习及深度学习的联系与区别

二、人工智能在房颤诊治管理中的应用

1. 诊断

心电信息采集简单,数据量极大,是 AI 在心血管领域应用的主要阵地。基于 DL 的心电 AI,可以充分理解心电图自身的特点和专家判读心电图的思考过程,把人类百年来的心电知识和机器的数据学习能力进行有机结合,建立一套达到临床医生平均水平的心电诊断系统,从而为公众提供了一种更加方便、相对廉价和实时分析的心电监护方法。Hannun 等使用 AI 深度神经网络对来自 53 877 名患者的 91 232 条单导联动态心电图记录的大型临床数据集进行心律分类,结果发现 AI 心电图可以诊断出包括房颤、房扑、房室传导阻滞、交界性心律等在内的 12 种心律,并与心脏病学专家诊断能力相似。近期,AliveCor 公司获得 FDA 批准的一套 AI 算法不仅可以检测房颤,还可以检测窦性心律伴室性早搏、室上性早搏和宽 QRS 波心动过速的心律失常。

2. 预测

(1) 基于窦性心律心电图预测房颤的发生

对于阵发性房颤而言,其发作间期不定,临床诊断依赖于房颤发作当时的心电图,但 AI 技术可以利用阵发性房颤患者在正常窦性心律时获得的心电图,识别出房颤的高危个体。世界心脏联合会 2020 年的心房颤动路线图指出,除了常规心电检查外,可以利用现代 AI 技术根据现有的临床标本、样本或数据(包括心电图数据)有效预测房颤。Attia 等纳入了自 1993 年 12 月 31 日至 2017 年 7 月 21 日在梅奥诊所心电图实验室 180 922 例患者的 649 931 份窦性心律心电图,利用 DL 算法构建和优化房颤预测模型,结果显示该模型单次 AI 窦性心律下心电图预测房颤的曲线下面积为 0.87,灵敏度为 79%,特异性为 79.5%。Baek 等开发的递归神经网络 DL 算法,通过学习利用房颤未发作时标准 12 导联窦性心律心电图的 AI 检测的细微差异,结果显示 AI 心电图 QRS 波群出现前 0.24 秒是检测阵发性房颤细微变化的最佳时间间隔。AI 算法可仅利用窦性心律心电图预测人群未来是否发生房颤,而无需其他临床数据。

Christopoulos 等使用 AI-ECG 计算基线访视时无房颤病史的梅奥老年人群中房颤发

生的概率,共有 1 936 名参与者被纳入分析,平均年龄为 75.8 岁。基线检查时 AI-ECG 房颤模型输出>0.5 的参与者,2 年时房颤的累积发生率为 21.5%,10 年时房颤的累积发生率为 52.2%。因此,AI 心电图作为一种低成本的筛查手段,可以从窦性心律心电图上识别阵发性房颤或预测房颤易发患者,未来可以将这项技术应用于现有的心电图数据库,根据风险水平对人群进行细分,以便及早干预、降低总体心血管风险。

(2) 基于照片/视频预测房颤

我国古代有扁鹊通过"望色、听声"知蔡桓公的疾病状态。而今,借助先进的 AI 技术,不需要病史或查体,也能"看脸识病"。阜外医院牵头全国十余家医院开发并验证了一种基于面部照片就可以评估冠心病风险的 DL 算法,其预测冠心病检测算法的灵敏度为 0.80,特异性为 0.54。无独有偶,来自香港中文大学的 Yan 等研究发现,通过使用一台数码相机视频记录患者面部表情,经过训练的深度 CNN 可基于此判断出患者是否有房颤。该技术成熟后,则有望在门诊或社区的房颤筛查中广泛推广应用。

3. 房颤风险评估

脑卒中是房颤的主要并发症,目前指南推荐以 $CHA_2DS_2\text{-}VASc$ 评分作为房颤患者脑卒中风险分层的依据,以确定是否需要启动抗凝治疗。该评分基于简单的临床变量,易于推广并可用于日常实践,但该评分系统只是基于人口特征、病史和共存疾病,模型过于简单而不能反映房颤血栓栓塞的复杂发病机制。房颤患者中其他关键的表型特征,如房颤的类型和负荷、电生理特征、左房纤维化程度和左心耳的解剖和功能、循环生物标志物(心肌标志物、炎症标志物和促凝因子)和心电图标志物(如 P 波振幅、持续时间和电轴),都可能是脑卒中风险增加的重要因素。因此在未来房颤脑卒中评估时,可以使用同时纳入结构化和非结构化数据的 AI 模型自动进行风险评估,识别高危患者,并及时启动抗凝治疗。

4. 房颤治疗辅助支持

(1) 药物浓度预测和监测

华法林是房颤患者广泛使用的经典抗凝药物,但华法林的治疗窗口很窄,个体间剂量差异很大,如何选择最佳剂量和提高患者的用药依从性,对医生、患者而言都是挑战。AI 可以整合人口统计学、临床甚至药物基因组学数据,预测患者华法林个体化剂量。Labovitz 等在一项随机试验中使用 AI 干预可以自动直接观察以确认药物摄入,结果显示干预组和对照组患者的依从性分别为 100% 和 50%,表明此类工具的可行性和潜在的临床应用价值。

大部分抗心律失常药物有致心律失常风险,因此监测其血药浓度至关重要。QT/QTc 间期是许多抗心律失常药物血浆浓度、疗效和致心律失常潜在风险的一个心电指标。Attia 等从 42 名(女 21 例,男 21 例)接受多非利特或安慰剂治疗的健康受试者中获得连续心电图和血浆药物浓度,并开发了一种 DL 方法评估体表心电图(QT 间期)形态学变化与多非利特血浆浓度的关系,结果显示,QTc 的线性模型与多非利特的药物水平有很好的相关性($r=0.64$)。Chang 等的研究纳入了 61 例地高辛中毒患者和 177 066 例急诊患者的心电图,其结果显示 AI 在验证队列和人机竞争中的曲线下面积分别为 0.912 和 0.929,敏感性和特异性分别达到 84.6% 和 94.6%。更有趣的是,仅使用导联 I 的 AI 系统并不比使用完整的 12 导联(0.912)差。因此,基于心电图的 AI 应用可以预测血浆多非利特、地高辛等房颤治疗药物浓度,该法经济、快速、方便,为临床抗心律失常药物浓度监测提供了一个有前途的决策支持系统。

(2) 房颤导管消融的决策支持

肺静脉电隔离是目前房颤消融治疗的基石,但非肺静脉(non-pulmonary veius, NPV)触发灶在部分患者中也起着重要的作用,消除 NPV 触发因素可以有效减少消融后房颤的复发。台北荣民总医院 Shih-Ann Chen 等回顾性分析了 521 例经导管消融治疗的阵发性房颤患者,其中 358 例未复发(单纯肺静脉触发者 298 例,占 83.2%;NPV 触发者±肺静脉触发者 60 例,占 16.8%)患者的肺静脉 CT 成像被用来 DL 并创建 NPV 触发灶的预测模型。结果显示 AI 模型对 NPV 触发的预测准确率为 82.4±2.0%,敏感度为 64.3±5.4%,特异度为 88.4±1.9%。利用消融前肺静脉 CT 的 DL 模型可在消融前识别高危的 NPV 触发患者,用于预测阵发性房颤导管消融的触发灶。

(3) 消融术后的随访管理

心电图和动态心电图是既往最常用的监测房颤复发的工具,但是报告及时性、家庭普及性均不高,目前基于 AI 的移动设备心电监测有望规模化应用于术后随访。顾赛男等的研究显示,非瓣膜性房颤患者消融治疗后利用"大拇指"心电监测仪进行监测,AI 算法诊断心房颤动的灵敏度和特异度分别为 96.5% 和 99.6%,均高于传统心电算法的灵敏度和特异度,提示移动式心电监测仪在消融术后能更早地检出房颤复发,有利于及时改变治疗策略。

5. 预后判断

(1) 房颤消融后再住院预测

由于再发房颤、房扑和手术并发症等原因,接受导管消融治疗的房颤患者 30 天再入院率约为 10%。Hung 等研究分析了 2013 年美国全国房颤患者再入院数据库的数据,利用 k-最近邻、决策树、支持向量机等多种 ML 方法建立预测模型,探讨了再入院的危险因素。结果发现,预测患者 30 天再入院最重要的变量是患者的年龄、从医院出院的总次数以及患者记录中的疾病诊断数目等。在所使用的方法中,k-最近邻预测准确率最高,达 85%。利用 ML 方法,可以相对准确地预测导管消融房颤患者的再入院率。

(2) 主要心血管不良事件预测

Goto 等利用 GARFIELD-AF 登记的数据,开发了一种新的 AI 模型,用于预测房颤患者的临床结局。其研究发现,接受维生素 K 拮抗剂治疗的新诊断房颤患者,30 天内至少进行 3 次 PT-INR 测量。其建立的 AI 模型可以通过捕捉连续 PT-INR 测量中的重要信息,预测患者一年内大出血、脑卒中/全身性栓塞和全因死亡的统计量分别为 0.75、0.70 和 0.61,对主要出血的预测准确率很高。

三、AI 医学应用存在的问题

AI 的研究与临床应用均处于起步阶段,虽然其前景广阔,但在发展过程中仍面临着一些困难和争议。

1. 质量控制问题

当前的 AI 在医学领域中的应用,大多数的研究是非随机的、非前瞻性的,存在高偏差风险。其次,虽然大数据可以增强 ML 模型的性能,但当使用 DL 卷积模型时,非线性数据转换和多重卷积使得跟踪数据是如何在内部处理的变得很难,以及哪些方面的数据输入对模型输出的影响最大也不清楚,也不知如何分析、导出,DL 的处理过程就是一个"黑匣子"。因此,DL 算法的可解释性是当前研究的一个重要领域。

2. 伦理学问题

目前为止,没有证据表明可穿戴设备筛查房颤可以改善预后,减少不良事件的发生。基于 AI 的可穿戴设备是消费品,穷人和富人之间有差距,年轻人和老年人之间也存在着差距。其次,AI 参与会不会产生假阳性结果,带来过度诊断以及由此产生过度治疗,并且导致伤害,也不得而知。尤其值得注意的是,目前多数 AI 研究公司属于私人公司,大量敏感的医疗数据和个人信息存储于私人公司,可能会导致道德和法律问题。最后,如果基于 AI 的医疗应用被犯罪分子利用,则可能导致巨大灾难。

3. 取代医生的担忧

AI 医疗的快速发展,在减轻医生负担、帮助支持医生改善患者管理的同时,也带来了 AI 是否会取代医生,大量医生面临失业的担忧。尽管 AI 在诸多方面表现优异,甚至超越医生的知识水平,但人是情感动物,需要医生面对面的有情感的交流互动。另外,医生是推进 AI 医疗发展的主力军,只有充分调动医疗保健专业人员的积极性,让 AI 为医生所用,才能给患者带来更多益处。

四、未来展望

未来有望通过 AI 基于计算机的算法优化过程和决策的能力,彻底改变传统的医疗的诊治模式。Wu 等构建的基于 DL 技术的智能辅助诊断系统 Med3R 在我国首次通过国家执业医师考试,并且成绩超过了 96.3%的人类考生,AI 系统掌握的临床医疗知识已经达到了执业医师的水平。从房颤诊治管理角度出发,AI 可以通过远程心电网络平台筛查并诊断出房颤患者;通过心电图、超声心电图、影像学及血液学检查的特征,预测房颤,并可以辅助临床医生预测消融靶点、制订消融方案,甚至在机器人的主导下进行消融;在药物治疗过程中,可以利用 AI 监测抗心律失常药物的血药浓度;随访期间,基于 AI 的辅助系统有助于预测主要心血管不良事件并改善患者长期依存性;甚至,AI 可以预测治疗复杂房颤的药物组合,或 AI 结合蛋白质组学寻找新的药物研发靶点(图 30-2)。总之,医护人员应积极拥抱新技术,与计算机科学家和其他专家紧密协作深入交流,理解 AI,为探索精准化、个体化、新型的 AI 辅助下房颤诊治模式而奋斗。

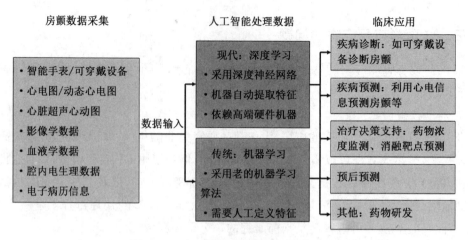

图 30-2 人工智能在房颤管理中的应用

参考文献

[1] Du X, Guo L, Xia S, et al. Atrial fibrillation prevalence, awareness and management in a nationwide survey of adults in China. Heart, 2021, 107(7): 535-541.

[2] Patel U K, Anwar A, Saleem S, et al. Artificial intelligence as an emerging technology in the current care of neurological disorders[J]. Journal of Neurology, 2021, 268(5): 1623-1642.

[3] Rogers M A, Aikawa E. Cardiovascular calcification: artificial intelligence and big data accelerate mechanistic discovery[J]. Nature Reviews Cardiology, 2019, 16(5): 261-274.

[4] Minchole A, Rodriguez B. Artificial intelligence for the electrocardiogram[J]. Nature Medicine, 2019, 25(1): 22-23.

[5] Briganti G, Le Moine O. Artificial intelligence in medicine: today and tomorrow[J]. Frontiers in Medicine, 2020, 7: 27.

[6] Harada D, Asanoi H, Noto T, et al. Different pathophysiology and outcomes of heart failure with preserved ejection fraction stratified by K-means clustering [J]. Frontiers in Cardiovascular Medicine, 2020, 7: 607-760.

[7] Sun J Y, Qiu Y, Guo H C, et al. A method to screen left ventricular dysfunction through ECG based on convolutional neural network[J]. Journal of Cardiovascular Electrophysiology, 2021, 32 (4): 1095-1102.

[8] Hannun A Y, Rajpurkar P, Haghpanahi M, et al. Cardiologist-level arrhythmia detection and classification in ambulatory electrocardiograms using a deep neural network[J]. Nature Medicine, 2019, 25(1): 65-69.

[9] Duncker D, Ding W Y, Etheridge S, et al. Smart wearables for cardiac monitoring-real-world use beyond atrial fibrillation[J]. Sensors (Basel), 2021, 21(7).

[10] Freedman B, Hindricks G, Banerjee A, et al. World Heart Federation Roadmap on atrial fibrillation — a 2020 update[J]. Global Heart, 2021, 16(1): 41.

[11] Attia Z I, Noseworthy P A, Lopez-Jimenez F, et al. An artificial intelligence-enabled ECG algorithm for the identification of patients with atrial fibrillation during sinus rhythm: a retrospective analysis

of outcome prediction[J]. Lancet,2019,394(10201)：861-867.

[12] Baek Y S, Lee S C, Choi W, et al. A new deep learning algorithm of 12-lead electrocardiogram for identifying atrial fibrillation during sinus rhythm[J]. Scientific Reports,2021,11(1)：12818.

[13] Christopoulos G, Graff-Radford J, Lopez C L, et al. Artificial intelligence-electrocardiography to predict incident atrial fibrillation：a population-based study［J］. Circulation-Arrhythmia and Electrophysiology,2020,13(12)：e009355.

[14] Lin S, Li Z, Fu B, et al. Feasibility of using deep learning to detect coronary artery disease based on facial photo[J]. European Heart Journal,2020,41(46)：4400-4411.

[15] Yan B P, Lai W H S, Chan C K Y, et al. High-throughput, contact-free detection of atrial fibrillation from video with deep learning［J］. Journal of the American Medical Association Cardiology,2020,5(1)：105-107.

[16] Siontis K C, Yao X, Pirruccello J P, et al. How will machine learning inform the clinical care of atrial fibrillation? ［J］. Circulation Research, 2020,127(1)：155-169.

[17] Attia Z I, Sugrue A, Asirvatham S J, et al. Noninvasive assessment of dofetilide plasma concentration using a deep learning (neural network) analysis of the surface electrocardiogram：a proof of concept study[J]. PLos One,2018,13(8)：e0201059.

[18] Chang D W, Lin C S, Tsao T P, et al. Detecting Digoxin Toxicity by Artificial Intelligence-Assisted Electrocardiography[J]. Int J Environ Res Public Health,2021, 18(7)：3839.

[19] Liu C M, Chang S L, Chen H H, et al. The clinical application of the deep learning technique for predicting trigger origins in patients with paroxysmal atrial fibrillation with catheter ablation[J]. Circulation-Arrhythmia and Electrophysiology,2020,13(11)：e008518.

[20] 顾赛男,秦爱红,赵耀,等."大拇指"心电监测仪对消融术后心房颤动复发的监测研究[J].第二军医大学学报,2021,42(01)：35-40.

[21] Hung M, Lauren E, Hon E, et al. Using machine learning to predict 30-day hospital readmissions in patients with atrial fibrillation undergoing catheter ablation[J]. Journal of Personalized Medicine, 2020,10(3)：82.

[22] Goto S, Goto S, Pieper K S, et al. New artificial intelligence prediction model using serial prothrombin time international normalized ratio measurements in atrial fibrillation patients on vitamin K antagonists：GARFIELD-AF［J］. European Heart Journal Cardiovasc Pharmacother, 2020,6(5)：301-309.

[23] Nagendran M, Chen Y, Lovejoy C A, et al. Artificial intelligence versus clinicians：systematic review of design, reporting standards, and claims of deep learning studies［J］. British Medical Journal, 2020,368：m689.

[24] Predel C, Steger F. Ethical challenges with smartwatch-based screening for atrial fibrillation：putting users at risk for marketing purposes? ［J］. Frontiers in Cardiovascular Medicine,2020,7：615927.

[25] Wu J, Liu X, Zhang X, et al. Master clinical medical knowledge at certificated-doctor-level with deep learning model[J]. Nature Communications,2018,9(1)：4352.

[26] Kuehn B M. Cardiac imaging on the cusp of an artificial intelligence revolution[J]. Circulation, 2020,141(15)：1266-1267.

房颤的中医药治疗

盛　炜

古代中医文献中没有关于"房颤"的病名,根据房颤发作时的"心慌"、"脉搏短绌"等临床症状将其归属于中医"心悸"、"惊悸"、"怔忡"范畴。1997年中国中医药学会中医诊断专业委员会将其规范命名为"心动悸"。以下从八个方面简要概括房颤的中医药治疗。

(一) 房颤(心悸)的病因病机

心悸的发生多为患者体质虚弱、饮食劳倦、七情所伤、感受外邪及药食不当等,以致气血阴阳亏损,心神失养,心主不安,或痰、饮、火、瘀阻滞心脉,扰乱心神。

心悸的病位在心,与肝、脾、肾、肺四脏密切相关。病理变化主要有虚实两方面,虚者为气、血、阴、阳亏损,使心失滋养,而致心悸;实者多由痰火扰心,水饮上凌或心血瘀阻,气血运行不畅而引起。虚实之间可以相互夹杂或转化,实证日久,病邪伤正,可分别兼见气、血、阴、阳之亏损,而虚证也可因虚致实,兼见实证表现。

(二) 房颤(心悸)的诊断要点

(1) 自觉心搏异常,或快速,或缓慢,或跳动过重,或忽跳忽止。呈阵发性或持续不解,神情紧张,心慌不安,不能自主。

(2) 伴有胸闷不舒,易激动,心烦寐差,颤抖乏力,头晕等症。中老年患者,可伴有心胸疼痛,甚则喘促,汗出肢冷,或见晕厥。

(3) 可见数、促、结、代、缓、沉、迟等脉象。

(4) 常由情志刺激,惊恐、紧张、劳倦、饮酒、饱食等因素而诱发。

(三) 房颤(心悸)的辨证分型及代表方

根据中医内科学教材,房颤可分为心虚胆怯、心血不足、心阳不振、水饮凌心、阴虚火旺、瘀阻心脉、痰火扰心七个病证。

1. 心虚胆怯证

主症:心悸不宁,善惊易恐,坐卧不安,不寐多梦而易惊醒,恶闻声响,食少纳呆,苔薄白,脉细略数或细弦。

治法:镇惊定志,养心安神。

代表方:安神定志丸加减。

常用药:朱砂、龙齿、琥珀、酸枣仁、远志、茯神、人参、茯苓、山药、天冬、生地、熟地、肉桂、五味子。

2. 心血不足证

主症:心悸气短,头晕目眩,失眠健忘,面色无华,倦怠乏力,纳呆食少,舌淡红,脉细弱。

治法:补血养心,益气安神。

代表方:归脾汤加减。

常用药:黄芪、人参、白术、炙甘草、熟地黄、当归、龙眼肉、茯神、远志、酸枣仁、木香。

3. 心阳不振证

主症:心悸不安,胸闷气短,动则尤甚,面色苍白,形寒肢冷,舌淡苔白,脉象虚弱或沉细无力。

治法:温补心阳,安神定悸。

代表方:桂枝甘草龙骨牡蛎汤合参附汤加减。

常用药:桂枝、附片、人参、黄芪、麦冬、枸杞、炙甘草、龙骨、牡蛎。

4. 水饮凌心证

主症:心悸眩晕,胸闷痞满,渴不欲饮,小便短少,或下肢浮肿,形寒肢冷,伴恶心、欲吐、流涎,舌淡胖,苔白滑,脉象弦滑或沉细而滑。

治法:振奋心阳,化气行水,宁心安神。

代表方:苓桂术甘汤加减。

常用药:泽泻、猪苓、车前子、茯苓、桂枝、炙甘草、人参、白术、黄芪、远志、茯神、酸枣仁。

5. 阴虚火旺证

主症:心悸易惊,心烦失眠,五心烦热,口干,盗汗,思虑劳心则症状加重,伴耳鸣腰酸,头晕目眩,急躁易怒,舌红少津,苔少或无,脉象细数。

治法:滋阴清火,养心安神。

代表方:天王补心丹合朱砂安神丸加减。

常用药:生地、玄参、麦冬、天冬、当归、丹参、人参、炙甘草、黄连、朱砂、茯苓、远志、酸枣仁、柏子仁、五味子、桔梗。

6. 瘀阻心脉证

主症:心悸不安,胸闷不舒,心痛时作,痛如针刺,唇甲青紫,舌质紫暗或有瘀斑,脉涩或结或代。

治法:活血化瘀,理气通络。

代表方:桃仁红花煎合桂枝甘草龙骨牡蛎汤。

常用药：桃仁、红花、丹参、赤芍、川芎、延胡索、香附、青皮、生地、当归、桂枝、甘草、龙骨、牡蛎。

7.痰火扰心证

主症：心悸时发时止，受惊易作，胸闷烦躁，失眠多梦，口干苦，大便秘结，小便短赤；舌红，苔黄腻，脉弦滑。

治法：清热化痰，宁心安神。

代表方：黄连温胆汤。

常用药：半夏、陈皮、茯苓、甘草、枳实、竹茹、黄连、生姜、大枣。

（四）房颤的中成药治疗

（1）稳心颗粒：立方取意于"炙甘草汤"，主要由党参、黄精、三七、甘松、琥珀等组成，功效为益气养阴、复脉定悸、活血化瘀，为治疗房颤的常见中成药物。临床研究发现稳心颗粒治疗房颤具有多成分、多靶点、多途径的特性，其疗效主要与IL－6、TNF、AKT1、VEGFA、TP53、CCL2、CASP3、NOS3等靶蛋白的调控有关，这些靶点与炎症反应、氧化应激反应、免疫调节、心脏能量代谢等通路相关。

（2）参松养心胶囊：是基于中医络病理论指导下研制的，对于房颤的治疗积极有效，是目前抗心律失常中成药中唯一具有多离子通道与非离子通道整合调节作用的。在2018年及2021年中国房颤专家共识中房颤的抗心律失常药物章节均有提到：随机、双盲、对照、多中心临床试验显示，对于阵发性房颤，参松养心胶囊维持窦性心律的效果与普罗帕酮相当，且具有更好的安全性。

（五）房颤的中医非药物治疗

临床研究发现针刺对患者房颤的复律及射频消融后的房颤复发均有积极的作用。Yibing Li等探讨药物治疗联合针刺法对房颤患者转复窦性心律的影响，发现与单纯药物复律相比，结合针刺疗法显著改善了阵发性房颤心律转复。Junkui Yin等研究发现内关穴针刺联合胺碘酮在减少持续性房颤患者肺静脉隔离术后早期复发方面优于单用胺碘酮，内关穴针刺疗法对早期复发的疗效与减少炎症因子有关。

（六）房颤的运动调养

运动员房颤发生率高于正常人群，而缺乏运动者房颤发生概率亦显著增加，因此应保持中等量运动，避免竞技性、过度耐力运动（如马拉松等）。瑜伽可减少房颤的发生概率，且显著改善房颤的症状、提高生活质量。适当走路和慢跑可减少房颤发生，但长距离、高强度走路和慢跑反而使房颤风险增加。临床研究发现八段锦训练能有效改善房颤射频消融术后中医证候积分，改善心肺功能，提高生活质量，降低房颤消融术后复发率。

建议采取规律适度运动，避免过度耐力运动，建议采取瑜伽、太极、走路或短距离慢跑等运动方式。

（七）房颤的饮食指导

心在五行中属火，脾属土，火可以生土，而脾胃又为气血生化之源。胃与心相邻，胃居心下,经脉络属,关系密切。脾气健旺,化源充足,上养于心,使血旺而神明,悸无以发,若脾胃太弱,心火则乘虚上炎,发为心悸。若饮食不节,如膏粱厚味,或饮食偏嗜,或烟酒无度,或烹饪失宜等,必然内伤脾胃,导致脾不散精,营阴不化,聚湿生痰,痰湿黏滞,阻碍血行,血循不畅,甚至血脉瘀阻,而引起血液病、心脑血管病等一系列疾病的发生。

因此房颤患者应饮食有节,进食营养丰富而易消化吸收的食物,忌过饱、过饥,戒烟酒、浓茶,宜低脂、低盐饮食。心气阳虚者忌过食生冷;心气阴虚者忌辛辣炙煿;痰浊、瘀血者忌过食肥甘;水饮凌心者宜少食盐。

(八) 房颤的情志调理

肝属木,心属火,属母子关系,若肝气郁结,失于条达,则可导致心血不畅、"母不生子"、心神失养;或气郁化火,上扰心神,二者均可导致心悸。焦虑和抑郁患者易出现肝气郁结及肝火上炎之证。房颤可导致焦虑和抑郁情绪,然而有研究显示焦虑和抑郁同样增加房颤发生风险,且与心源性脑卒中发生风险相关。另一项研究显示焦虑可增加房颤导管消融术后复发的风险。也有研究发现中老年房颤患者焦虑状况与血清中神经肽 Y (neuropeptide Y,NPY)、心房钠尿肽(atrial natriuretic peptide,ANP)的浓度呈正相关,且均高于对照组心电图正常者,NPY 的升高对房颤有不利影响,ANP 水平与房颤的发生独立相关。所以房颤患者应条畅情志,保持乐观积极的态度,开朗放松,避免过度情绪紧张,调整生活作息,放缓生活节奏。

参考文献

[1] 张伯礼,吴勉华. 中医内科学[M]. 4 版. 北京:中国中医药出版社,2017.

[2] Zhang Y J, Zhang X L, Zhang X, et al. Molecular targets and pathways contributing to the effects of Wenxin Keli on atrial fibrillation based on a network harmacology approach[J]. Evidence-Based Complementary and Alternative Medicine,2020:839.

[3] 中华医学会心电生理和起搏分会, 中国医师协会心律学专业委员会,心房颤动防治专家工作委员会. 心房颤动:目前的认识和治疗建议(2018)[J]. 中华心律失常学杂志,2018,22(4):279-346.

[4] 中华医学会心电生理和起搏分会, 中国医师协会心律学专业委员会,中国房颤中心联盟心房颤动防治专家工作委员会. 心房颤动目前的认识和治疗建议(2021)[J]. 中华心律失常学杂志,2022,26(1):15-88.

[5] Li Y B, Song J M, Wu B Q, et al. Acupuncture versus pharmacological conversation in treatment of atrial fibrillation in a randomized controlled trial:a systemic review and meta-analysis[J]. European Journal of Medical Research,2022,27(1):110.

[6] Yin J K, Yang M, Yu S B, et al. Effect of acupuncture at Neiguan point combined with amiodarone therapy on early recurrence after pulmonary vein electrical isolation in patients with persistent atrial fibrillation[J]. Journal of Cardiovascular Electrophysiol,2019,30(6):910-917.

[7] 林小娟. 八段锦对心房纤颤经导管射频消融术后患者的临床疗效研究[J]. 福州:福建中医药大学,2020.

[8] Feng T,Malmo V,Laugsand L E,et al. Symptoms of anxiety and dopression and risk of atrial

fibrillation-the HUNT study[J]. International Journal of Cardiology,2020,306:95-100.

[9] García-Izquierdo E, Fajardo-Simón L, Cruz-Utrilla A, et al. The role of anxiety in patients with persistent atrial fibrillation undergoing elective cardioversion: an observational study [J]. Psychosomatic Medicine,2020,82(8):744-750.

[10] 寇振媛,许毓英,杨丹丹, 等. 情志因素对不同年龄组心房纤颤患者血清中神经肽 Y 与心钠素的影响[J]. 辽宁中医杂志,2015,42(4):680-682.

第四篇
房颤质控管理篇

第三十二章　房颤医疗质量控制指标（2021年版）解读和落实
第三十三章　浦东新区房颤中心（专病）联盟质控管理条例

房颤医疗质量控制指标
(2021年版)解读和落实

宁忠平

一、房颤质控指标制定背景

中国人民生活水平日益提高,人口老龄化现象日趋严重。以房颤为代表的心血管病对人民健康的危害程度近年来呈严重化趋势。房颤作为临床上最常见的心律失常之一,诊断相对简单,只需要根据心电图即可确诊,而随着智能可穿戴设备的普及,房颤检出率和早期诊断率将进一步显著提高。我国房颤整体患病率为2%,有1/3的患者并不知晓已患有房颤,尽管目前患者的治疗意识较早先已有很大提升,但抗凝率仅6%,仍然远低于其他欧美发达国家。房颤可引起心室率异常,进而导致心悸、乏力、胸闷、运动耐量下降等常见临床症状,与此同时房颤还会导致以缺血性脑卒中为代表的血栓栓塞事件。房颤相关脑卒中与非房颤相关脑卒中相比症状更重,致残、致死率更高,复发率更高,人均医疗费用更高。治疗方面,明确房颤患者血栓栓塞风险和出血风险是房颤抗凝治疗的基础,而对血栓栓塞风险增加的房颤患者给予抗凝治疗是预防心源性脑卒中的重要措施。介入操作方面,减少并发症的发生率是提高医疗质量的重点。

鉴于此,为不断增长的患病人群和高危人群提供优质医疗服务是我国医务工作者的首要任务,如何评价和改善医疗质量,提高国家医疗卫生投入的产出效率,取得最佳的医疗结局,是国家卫生主管部门高度重视和亟须解决的问题。其中设定医疗质量指标是开展评价医疗质量的首要步骤。各级各类医疗机构要充分利用相关质控指标开展质量管理工作,不断提升医疗质量管理的科学化和精细化水平。国家卫健委办公厅发布了《心血管系统疾病相关专业医疗质量控制指标(2021年版)》,旨在建立房颤医疗质量评价指标体系,全面开展房颤诊疗质量控制,以期提高不同地域和不同级别医院房颤诊疗质量,最终实现全国房颤诊疗规范化、标准化和同质化的目的。

二、房颤医疗质量控制指标(2021 年版)解读

1. 非瓣膜性房颤患者血栓栓塞风险评估率

房颤患者脑卒中总体发生概率是无房颤人群的 3 至 5 倍,做好血栓栓塞风险评估至关重要,能够为临床医师制订诊疗方案提供理论依据,故该指标的设立亦在于提醒房颤患者血栓风险筛查的重要性及必要性。具体含义指的是单位时间内,行血栓栓塞风险评估的非瓣膜性房颤患者数占同期非瓣膜性房颤患者数的比例。

其计算公式为:

$$\text{非瓣膜性房颤患者血栓栓塞风险评估率} = \frac{\text{行血栓栓塞风险评估的非瓣膜性房颤患者数}}{\text{同期非瓣膜性房颤患者总数}} \times 100\%$$

其中非瓣膜性房颤指的是排除机械性瓣膜置换术后的房颤,合并二尖瓣中、重度狭窄的房颤。血栓栓塞风险评估方法为 $CHA_2DS_2\text{-}VASc$ 评分。

2. 非瓣膜性房颤患者出院抗凝药物使用率

虽然现有的房颤消融、左心耳封堵等技术手段可以改善房颤患者症状和预防脑卒中,但抗凝药物治疗仍然是不可或缺的一环,即使在患者手术后仍然需要服用一定时间抗凝药物。因此,所有高危血栓栓塞风险的非瓣膜性房颤患者在无禁忌证的情况下均应接受抗凝治疗。设立本指标的目的在于鼓励临床医师在非瓣膜性房颤患者中积极规范应用抗凝药物,以减少血栓栓塞事件,进而减少房颤致死、致残率。具体含义指的是单位时间内,出院使用华法林的瓣膜性房颤患者数占同期瓣膜性房颤患者总数的比例。

其计算公式为:

$$\text{非瓣膜性房颤患者出院抗凝药物使用率} = \frac{\text{出院使用抗凝药物的非瓣膜性房颤患者数}}{\text{同期非瓣膜性房颤患者总数}} \times 100\%$$

根据国内外指南及共识,$CHA_2DS_2\text{-}VASc$ 评分男性≥2 分、女性≥3 分的患者属于高危血栓栓塞风险,需要服用抗凝药物预防脑卒中。

3. 瓣膜性房颤患者出院华法林使用率

瓣膜性房颤的血栓发生率是非瓣膜性房颤患者的 3 倍以上,建议瓣膜性房颤患者应接受华法林抗凝治疗以避免血栓栓塞事件的发生,减少房颤复发率、死亡率、致残率。该指标指的是单位时间内,出院使用华法林的瓣膜性房颤患者数占同期瓣膜性房颤患者总数的比例。

其计算公式为:

$$\text{瓣膜性房颤患者出院华法林使用率} = \frac{\text{出院使用华法林的瓣膜性房颤患者数}}{\text{同期瓣膜性房颤患者总数}} \times 100\%$$

4. 房颤患者出血风险评估率

出血是抗凝治疗最常见的并发症,房颤患者应接受出血风险评估以明确出血风险,为应用抗凝药物的风险和获益提供全面评估。设立本指标的目的在于督导临床医生在房颤

患者中积极开展出血风险评估,以减少和监测抗凝治疗中的出血事件。该指标指的是单位时间内,行出血风险评估的房颤患者数占同期房颤患者总数的比例。

其计算公式为:

$$房颤患者出血风险评估率=\frac{行出血风险评估的房颤患者数}{同期房颤患者总数}\times100\%$$

其中本指标中出血风险评估的方式可以采用 HAS-BLED 评分、ORBIT 评分或 ABC 评分等多种方式。

5. 房颤患者左心耳封堵术并发症发生率

左心耳封堵术为高出血风险以及具有抗凝禁忌的房颤患者提供了预防血栓栓塞的新途径。虽然左心耳封堵术进入中国已近十年,但仍需关注该手术的安全性,其中并发症的发生率是评价左心耳封堵术安全性的重要指标。左心耳封堵技术在国内迅速发展,尤其对于不同种类的左心耳封堵器械,其产品特性、操作方式均有不同,在技术发展的同时,需要时刻提醒临床医生在手术中提高风险意识,关注手术安全性。该指标指的是单位时间内,左心耳封堵术中及术后发生并发症的房颤患者数占同期行左心耳封堵术的房颤患者总数的比例。

其计算公式为:

$$房颤患者左心耳封堵术并发症发生率=\frac{左心耳封堵术中及术后发生并发症的房颤患者数}{同期行左心耳封堵的房颤患者总数}\times100\%$$

其中左心耳封堵术并发症指:影像学检查确诊的穿刺部位假性动脉瘤;影像学检查确诊的穿刺部位动静脉瘘;左心耳封堵术中以及术后 72 小时内新发或增多的心包积液,且合并下列情况之一:行心包穿刺引流、行外科修补;术中及术后 72 小时内的脑卒中;封堵器脱位等。

另外,《心血管系统疾病相关专业医疗质量控制指标(2021 年版)》中"心律失常介入治疗技术"质控指标部分介绍的评价手术诊疗质量的"导管消融治疗后严重房室传导阻滞发生率"和"导管消融治疗心脏压塞发生率"亦适用于房颤诊治的治疗控制。

浦东新区房颤中心(专病)联盟将严格执行和落实《心血管系统疾病相关专业医疗质量控制指标(2021 年版)》,加强联盟内医疗机构的培训和指导,采用信息化手段加强各项指标信息收集、分析和反馈,指导医疗机构持续改进医疗质量。

参考文献

[1] Guo Y, Chen Y, Lane D A, et al. Mobile health technology for atrial fibrillation management integrating decision support, education, and patient involvement: mAF App trial[J]. The American Journal of Medicine, 2017, 130(12): 1388-1396.

[2] Du X, Guo L, Xia S, et al. Atrial fibrillation prevalence, awareness and management in a nationwide survey of adults in China[J]. Heart, 2021, 107(7): 535-541.

[3] Redfors B, Gray W A, Lee R J, et al. Patients with atrial fibrillation who are not on anticoagulant

treatment due to increased bleeding risk are common and have a high risk of stroke[J]. JACC-Clinical Electrophysiology，2017，3(12)：1369-1376.

[4] Hsu J C，Maddox T M，Kennedy K F，et al. Oral anticoagulant therapy prescription in patients with atrial fibrillation across the spectrum of stroke risk：insights from the NCDR PINNACLE registry [J]. Journal of the American Medical Association Cardiology，2016，1(1)：55-62.

[5] Lip G Y H，Collet J P，Caterina R，et al. Antithrombotic therapy in atrial fibrillation associated with valvular heart disease：a joint consensus document from the European Heart Rhythm Association (EHRA) and European Society of Cardiology Working Group on Thrombosis，endorsed by the ESC Working Group on Valvular Heart Disease，Cardiac Arrhythmia Society of Southern Africa (CASSA)，Heart Rhythm Society (HRS)，Asia Pacific Heart Rhythm Society (APHRS)，South African Heart (SA Heart) Association and Sociedad Latinoamericana de Estimulación Cardíaca y Electrofisiología (SOLEACE)[J]. Europace，2017，19(11)：1757-1758.

[6] Roldán V，Marín F，Manzano-Fernández S，et al. The HAS-BLED score has better prediction accuracy for major bleeding than CHADS2 or CHA2DS2-VASc scores in anticoagulated patients with atrial fibrillation[J]. Journal of the American College of Cardiology，2013，62(23)：2199-2204.

[7] Badheka A O，Chothani A，Mehta K，et al. Utilization and adverse outcomes of percutaneous left atrial appendage closure for stroke prevention in atrial fibrillation in the United States：influence of hospital volume[J]. Circulation-Arrhythmia and Electrophysiology，2015，8(1)：42-48.

[8] 国家卫生健康委办公厅. 心血管系统疾病相关专业医疗质量控制指标(2021 年版)[EB/OL]. (2021-02-05)[2022-03-11]. http://www. gov. cn/zhengce/zhengceku/2021-02/18/content_5587568. htm.

浦东新区房颤中心(专病) 联盟质控管理条例

陈 婕 杨 兵

浦东新区房颤中心(专病)联盟(以下简称"联盟")在浦东新区卫健委指导下,引导浦东新区医疗机构落实功能定位,充分发挥不同类别、不同级别医疗机构的协同作用,规范房颤诊疗行为,加强对房颤患者全域、全员、全程管理。浦东新区除了东方医院、周浦医院等三级医院外,尚有47家社区卫生服务中心和多家民营医疗机构为"联盟"的参与、协作单位,因此,对联盟成员医疗机构的质控管理至关重要。

质控目标:提升民众房颤认知,规范房颤临床诊疗行为,加强房颤医疗质量管理,促进房颤分级诊疗服务标准化、同质化。

一、房颤中心建设

浦东新区基层医疗卫生机构需积极参与房颤中心/单元建设,为辖区内居民提供房颤防治宣教、初步识别、接续治疗、康复和随访。结合上级医院制定的诊疗方案进行规范诊治;实施随访及定期体检;实施双向转诊;建立房颤专病档案,做好信息管理工作;开展健康教育,指导患者自我健康管理;鼓励参与房颤专病中心建设,与二级以上医院建立远程心电网络,进行房颤初步识别。

1. 区域内同质规范化诊治房颤

浦东新区医疗单位应积极加入浦东新区房颤中心(专病)联盟,以期同质化诊治房颤。

2. 设备及人员

(1)设置房颤专病门诊。

(2)在门诊大厅、医院内流动人群集中的地方设置指引通往"房颤门诊"的醒目标识。

(3)配备专业设备:动态心电图、心电图机、抢救车、除颤仪、氧气设备等。

(4)建立包括远程实时传输心电图、微信群、手机短信以及危急值电话通知等多种形式的信息共享平台。

（5）中心需至少 5 名医师参加并通过浦东房颤中心（专病）联盟的"基层医生能力提升进阶培训"，其中至少 3 名房颤专病管理员（AF1）、2 名房颤专病管理医生（AF2）、1 名房颤专病管理导师（AF3）。

二、房颤的筛查与随访、门急诊管理、数据库填写

（一）持续开展房颤筛查工作

1. 制定房颤筛查流程（如针对 65 岁及以上、高血压、糖尿病、冠心病、心肌病、脑梗死及睡眠呼吸暂停低通气综合征等患者进行常规房颤筛查）。

2. 具有房颤筛查平台与筛查人员。

（二）持续开展房颤随访工作

1. 建立房颤随访制度

2. 制定随访方案：药物治疗患者每月随访一次，手术患者根据手术类型定期随访。根据实际情况可采取门诊随访、社区医生上门随访、电话随访等方式。随访内容需至少包括：①房颤发作频率；②是否规范化抗凝治疗；③药物/手术治疗安全性、有效性；④是否发生房颤相关心血管事件；⑤接受中医药治疗的患者，评估其证候变化。

3. 保证随访率：1 月随访率≥80%，3 月随访率≥60%，6 月随访率≥50%，1 年随访率≥50%。

4. 随访资料完整。

（三）房颤门诊工作开展情况

1. 固定时间、固定诊室持续开设"房颤门诊"，门诊出诊率达到 90%。

2. 门诊人员熟知房颤诊疗规范。

（四）房颤急诊开展情况（二、三级医院）

1. 房颤急诊实现房颤患者心电图可实时传输，心内科会诊机制成熟。

2. 房颤患者急诊处置所涉及相关核心科室会诊转诊机制成熟（如房颤相关急性脑卒中患者紧急溶栓绿色通道的开设等）。

3. 所有房颤患者转诊分流去向明确。

4. 熟知房颤急诊相关诊疗规范。

三、房颤上游治疗规范

1. 针对房颤常见的危险因素和临床疾病进行早期干预和治疗，预防房颤的发生和进展的流程。

2. 熟悉针对房颤常见的危险因素和临床疾病进行早期干预和治疗，预防房颤的发生和进展。

四、房颤的诊断与评估

（一）房颤的诊断

1. 具有心电图机和房颤诊断能力。

2. 具有或与上级医院有网络诊断动态心电图的能力。

3. 中心的一线医务人员熟悉房颤的诊断标准。

（二）房颤患者风险评估

1. 包括脑卒中风险评估和出血风险评估。

2. 初诊房颤患者脑卒中风险评估、出血风险评估人数比例≥70%。

3. 复诊房颤患者每年脑卒中风险评估、出血风险评估至少一次,进行评估的人数比例需≥70%。

五、房颤心室率及节律控制诊疗规范

1. 制订房颤近期及远期心率控制的目标。

2. 熟悉房颤心率控制的目标。

3. 熟悉控制房颤心率的药物选择流程。

4. 熟悉药物复律及电复律的适应证及 SOP。

六、非瓣膜性房颤抗凝诊疗规范

（1）制订并熟悉非瓣膜性房颤患者抗凝治疗流程。

（2）根据患者个体情况选择 NOAC 或华法林。

七、院内及院外会诊及转诊制度

1. 拟行导管消融治疗患者的转诊
（1）制订拟行导管消融治疗的房颤患者向上级医院转诊的流程。
（2）熟悉拟行导管消融治疗的房颤患者向上级医院转诊的流程。
（3）拟行导管消融治疗的房颤患者转诊登记溯源材料共同交给转诊医院。

2. 拟行左心耳封堵治疗患者的转诊
（1）制订对拟行左心耳封堵治疗的房颤患者向上级医院转诊的流程。
（2）熟悉对拟行左心耳封堵治疗的房颤患者向上级医院转诊的流程。
（3）拟行左心耳封堵治疗的房颤患者转诊登记溯源材料共同交给转诊医院。

八、房颤中心数据库建设及随访

（1）启用云平台随访数据库,并持续录入数据。

（2）制定数据库的管理规范、使用细则及监督管理制度,并有数据的审核制度,确保数据库的真实、客观、准确。

（3）应有专职或兼职的数据管理员。

（4）对相关人员进行了数据库使用方法和相关制度的培训。

（5）首次医疗接触的房颤患者应及时在数据库中建档；要求：所有进入诊疗的房颤患者登记比例不低于95%。

九、培训与教育

（一）每月开展房颤中心工作质量改进会议

（二）院内培训

1. 科室人员培训：全体房颤核心科室医护人员每年进行一次培训，内容包括房颤中心各项制度、最新房颤诊疗指南、本院房颤患者救治流程等。

2. 全员培训：院内全体成员每年进行一次培训，内容包括房颤中心相关制度、院内房颤患者诊治流程。

（三）基层医疗机构培训

内容包括房颤中心建设的基本概念、房颤的综合救治流程、分级诊疗方案。每年开展至少一次。

（四）患者教育、公众教育

1. 患者教育

通过向患者讲解房颤的基础知识、血栓风险、抗凝出血风险、如何监测心率/心律和症状自我评估、中医药防治的基本知识，提高患者的依从性和自我管理能力，使患者保持健康生活方式，及时按照随访安排定期随访等。对有并发症并致功能减弱或障碍者，应予康复管理，包括制定康复方案、康复教育及针对性康复训练。

2. 公众教育

内容包括：①通过定期举办讲座或健康咨询活动，为社区人群提供有关房颤症状、体征、治疗、并发症的防治的培训；②向社区发放有关房颤症状、体征、治疗、并发症的防治的科普性书面材料；③房颤中心向社区提供健康体检、义诊等房颤筛查服务；④通过各类媒体、网络、社区宣传栏等途径提供房颤常识的教育；⑤向社区提供房颤抗凝的培训指导。

浦东新区卫生健康发展
"十四五"规划

上海市浦东新区人民政府办公室

2021 年 10 月 20 日印发

为服务经济社会发展大局,满足人民群众日益增长的高品质健康服务需求,按照新时期卫生健康工作方针和健康中国、健康上海建设总体部署,根据《上海市卫生健康发展"十四五"规划》和《浦东新区国民经济和社会发展第十四个五年规划和二〇三五远景目标纲要》,制定本规划。

一、发展基础

"十三五"期间,以习近平新时代中国特色社会主义思想为引领,积极贯彻落实党的卫生健康工作方针,以百姓高品质生活为目标,一手抓卫生健康事业改革发展、一手抓疫情防控,全方位、全周期维护和保障人民健康。实现区域医疗卫生资源水平和服务水平的整体提升,经受住新冠肺炎疫情考验,为打赢新冠肺炎疫情防控阻击战做出了重要贡献。各项改革发展目标任务按时完成。

(一) 建成有力的公共卫生体系

公共卫生安全防线更加稳固。成功应对多种场景新冠肺炎疫情防控挑战。3 万余名医务人员坚守疫情防控一线,132 名医务人员驰援疫情防控主战场。织密主动发现网络,构建监测哨、传染病医院、急救防病转运有机联动、闭环救治的"浦东模式"。公共卫生服务能力持续提升。疾控中心分部等一批重大公共卫生项目开工建设。急慢性传染病长期保持历史较低水平。完成免疫接种门诊信息化管理全覆盖。完善危重孕产妇、新生儿抢救网络。高分通过国家慢性病综合防控示范区复评审。顺利通过国家卫生区复审。

(二) 打造持续优化完善的医疗服务体系

公立医院服务能力再提升。公利医院、浦东医院、浦东新区人民医院、周浦医院 4 家医院成功创建成为三级乙等综合性医院,成为全市首批区域性医疗中心建设单位,区属三级医院达 6 家。建成 9 个区域医疗联合体,6 个专病专科联盟,儿科、妇产科联合体不断深化。临床学科内涵持续深化。区域共有 23 个国家级临床重点专科,11 个市级重中之重临床医学中心,10 个市级医学重点专科。区属医院高峰、高原和特色学科成效显著,服务能力提升、服务范围扩展。资源布局持续完善。"十三五"共增加医疗机构床位 5 545 张。初步形成由"医学中心、区域医疗中心、社区卫生服务中心"组成的服务网络。肿瘤医院东院投入运行,龙华医院浦东分院迁建、长征医院浦东新院、国家儿童医学中心等项目开工。东方医院新大楼、第七人民医院综合楼、浦东医院科教楼、公利医院科教楼相继投入使用。15 分钟服务圈、家门口服务体系无空白、无盲点。急救平均反应时间缩短至 12 分钟以内。社会办医机构有序发展。便民医疗工程持续深化。加快老年护理资源配置。全面完成综合医院儿科门诊规范化建设。实施分时段精准预约、集中检验检查预约等举措。实现市、区医疗机构互联互通互认,医疗付费"一件事"全覆盖。建成 6 家互联网医院。

(三) 深化医药卫生体制改革

公立医院改革持续深化。建立党委领导下的公立医院院长负责制。推进现代医院管理制度,公立医院管理模式和运行方式向质量效益型和管理精细化转变。药品供应保障制度持续推进。药品在市"阳光采购"平台全量线上采购。强化用药监测和合理用药考核,重点做好精麻药品等的临床使用管理。加强医用耗材管理。"1+1+1"签约服务不断深化。至 2020 年底,常住人口签约 188.00 万人,签约率 37.36%,其中 60 岁以上签约 86.73 万人。重点人群签约 98.87 万人,签约率 85.76%,做到有效签约、有效服务和有效控费,推动分级诊疗。医疗机构审批改革组合拳出台。升级"一网通办"服务。每年编制并向社会公开营利性医疗机构设置审批标准和指引清单。实现二级及以下社会办医疗机构设置、执业"二证合一"。基层医疗机构实行医师执业双范围或多范围注册,医疗广告审批实施告知承诺。全行业管理不断优化。"六个双"监管应用形成闭环。落实整治药品回扣"1+7"文件。排查整治卫生领域黑恶问题和医疗乱象。建成社会办医等 6 个可视化监管场景。健康服务业形成规模。国际医学园区列入本市健康服务业集聚区建设,形成肿瘤医院东院为核心的肿瘤精准医疗生态群。医疗国际化不断发展,有日资独资医院 1 所、中外合资医院 8 所,可直接结算国际医疗保险的医疗机构 43 所。

(四) 推动中医药综合改革

中医药服务布局持续优化。建成曙光医院牵头的上海东部中医医联体和 3 个专病联合体。高分通过"全国基层中医药工作先进单位复评审"。第七人民医院高分通过三级中西医结合医院复评审。建设 18 个中医高峰高原学科。成立中医药创新促进中心。创建浦东中医馆等一批有影响力的文化传播基地。中医药综合改革试验区建设卓有成效。中医药科技创新体系建设及中西医结合公共卫生服务体系建设在全国复制推广。持续深化中医医疗质量控制和中医药服务综合评价,推进四个"标准化"建设,完成中医临床特色优势品牌培育项目全覆盖,探索开展社区全科医疗、综合性医院中西医融合举院发展等新模式。推进养生保健机构规范化管理。

（五）优化人口和家庭健康服务

全面两孩政策有序实施,总和生育率、户籍人口自然增长率高于全市平均水平,二孩比重上升,出生人口性别比有所降低。特殊家庭扶助 100％落实,健康、照护、再生育相关服务拓展深化。应建母婴设施公共场所配置率达 100％。服务管理事项改革深化,实现"数据多跑腿,群众少跑路"。本区被评为"2018—2020 年全国计划生育优质服务先进单位"。

二、面临形势

"十四五"是我国开启全面建设社会主义现代化国家新征程、向第二个百年奋斗目标进军的第一个五年,是上海在新的起点上全面深化"五个中心"建设、加快建设具有世界影响力的社会主义现代化国际大都市的关键五年,也是浦东打造社会主义现代化建设引领区的重要五年。健康成为国家战略,对人群生命质量提升提出了更高要求;生物安全挑战,对公共卫生体系建设提出了更高要求;智慧和数字化建设推进,对卫生健康管理提出了更高要求;卫生健康领域矛盾的新变化,对改革发展提出了新要求。"十四五"浦东卫生健康事业要立足新发展阶段、贯彻新发展理念、服务新发展格局,推进卫生健康事业高质量发展,为人民群众高品质生活奠定健康基础。

三、总体要求

（一）指导思想

以习近平新时代中国特色社会主义思想为引领,深入学习贯彻党的十九大、十九届二中、三中、四中、五中全会精神,按照《中共中央　国务院关于支持浦东新区高水平改革开放打造社会主义现代化建设引领区的意见》精神,深入学习贯彻习近平总书记历次考察上海时的重要讲话和在浦东开发开放 30 周年庆祝大会上的重要讲话精神,主动服务国家和上海城市发展战略,深入践行"人民城市人民建,人民城市为人民"重要理念,坚持把人民健康放在优先发展战略地位,持续推进改革创新,努力全方位全周期保障人民健康,助力上海建设成为全球公共卫生体系最健全的城市之一。

（二）基本原则

坚持人民至上、生命至上;坚持系统治理、共建共享;坚持战略导向、服务发展;坚持追求卓越、改革创新。

（三）发展目标

按照国家和本市有要求、百姓有期盼、浦东有能力的原则,持续深化改革,提升资源总量,补齐短板,优化布局,建设与经济社会发展水平相适应、与社会主义现代化建设引领区功能定位相匹配、以人民健康为中心的整合型、智慧化、高品质健康服务体系,实现更高效率的资源配置,开展更高标准的行业监管,建设更高水平的公共卫生体系、更高质量的医疗服务体系、更高素质的人才队伍。

表 A-1 "十四五"卫生健康发展指标

序号	指标名称	属性	2025 年目标
1	人均预期寿命（岁）	预期性	85 岁左右
2	婴儿死亡率（‰）	预期性	≤5
3	5 岁以下儿童死亡率（‰）	预期性	≤4
4	孕产妇死亡率（1/10 万）	预期性	≤7
5	常见恶性肿瘤诊断时早期比例（%）	预期性	≥37
6	居民健康素养水平（%）	预期性	≥36
7	千人口医疗机构床位数（张）	预期性	6.3 左右
8	平战结合医院储备床位数（张）	约束性	≥600
9	千人口执业（助理）医师数（人）	预期性	≥3.4
10	千人口注册护士数（人）	预期性	≥4.3
11	千人口全科医生数（人）	预期性	0.45 左右
12	精神科执业（助理）医师数（人/10 万人口）	预期性	4.8
13	二级以上精神专科医院开设儿童青少年心理门诊比例（%）	约束性	100
14	院前急救平均反应时间（分钟）	约束性	稳定在 12 分钟以内
15	千人口献血率（%）	预期性	完成市下达目标
16	三级医院复诊患者中使用互联网诊疗的比例（%）	预期性	≥10%

四、主要任务

（一）推进公共卫生体系现代化，提高服务水平

1. 推进疾病预防控制体系现代化。推进体系改革，优化管理体制机制，建设医防融合、运转高效、响应及时的疾病预防控制体系。达标建设区疾病预防控制中心，建设生物样本库、公共卫生实训中心、公共卫生应急物资储备中心。加强区校联动，共建高水平公共卫生学科。建设一批带教培养基地。加强与高等院校和科研院所的合作，发挥复旦大学浦东预防医学研究院平台作用。提高医疗机构绩效考核评价中疾病预防控制工作的权重，完善与居民健康结果相挂钩的公共卫生和社区卫生服务激励机制。

2. 打造权威的健康教育与科普体系。将健康教育与科普纳入国民教育体系。发挥区爱国卫生和健康促进中心作用，统筹各类健康教育资源，建设区级健康科普专家库、资源库，打造发布平台和传播网络。加强学科和人才队伍建设，把健康科普作为医疗机构绩效考核和医务人员职称评定的重要方面。充分发挥医务人员、教师、科学家、学术团体和媒体等在健康科普中的作用。实施居民健康素养提升工程，推进市民自我健康管理小组建设。推进无烟环境建设，强化公共场所控烟监督执法，以青少年为重点开展控烟宣传教育。

3. 发展精准化健康管理服务。以癌症、糖尿病、高血压、脑卒中、慢阻肺等疾病为重点,加快推进医防融合的疾病综合防治服务管理体系。鼓励公立医院整合健康管理资源,推动院内体检中心向健康管理中心转型。完善慢性病多因素综合风险评估、筛查、干预和管理机制,推进线上线下服务融合,支撑居民健康自主管理。实施癌症防治行动,提高早发现、早诊断比例和五年生存率。加强慢性传染病患者社区规范管理,强化重点人群高危行为干预和随访。完善疫苗免疫效果评价体系,巩固预防接种服务全程可追溯管理。落实分级分类视觉服务管理,推进儿童青少年近视综合防治。实施健康口腔行动。推进职业病危害精准防控。推进职业病防治机构升级达标。依托"一网通办"平台,推进职业健康"一件事"。落实国民营养计划,对重点人群实施营养干预。推进食品安全标准建设,加强食品安全风险监测评估。

4. 加强精神卫生服务能力建设。打造医防融合、功能互补、市区协同、优质高效的精神疾病综合防治服务网络。异地扩建浦东新区精神卫生中心,加强大学附属精神卫生中心建设。建设市区联动的精神专科医疗联盟,打造互联网精神专科医院平台。按功能分类设置和管理精神专科床位。加强以家庭为基础、机构为支撑的社区精神障碍康复养护网络建设,培育社会专业组织和机构提供康复与养护服务。发展严重精神障碍患者家庭照护服务,完善救治救助政策。健全社会心理健康服务网络,规范行业发展。加强医疗机构心理治疗及心理咨询服务。健全自然灾害、事故灾难、公共卫生事件和社会安全事件处置心理援助和心理危机干预工作机制。

5. 优化妇幼健康服务。强化母婴安全救治体系。加强生殖健康服务,完善出生缺陷防治体系,完善产前诊断(筛查)、新生儿疾病筛查网络。优化落实妇女"两病"筛查项目,加强更年期、老年期妇女健康管理服务。加强儿童青少年常见病和健康影响因素监测与干预,开展儿童青少年心理健康科普宣传,促进心理和行为问题的早期识别、干预和康复。加强儿童罕见病诊治工作。关爱特殊儿童。

6. 深化爱国卫生运动。推动将健康融入所有政策,推广健康影响评估应用,把全生命周期健康管理理念贯穿城市规划、建设、管理全过程各环节。将爱国卫生运动与传染病、慢性病防控紧密结合,全面改善人居环境,推动环境卫生治理向全面社会健康管理转变。巩固提升国家卫生区、镇创建成果,开展健康城区、健康村镇建设,推进社区、企业、单位、学校、家庭等健康"细胞"工程。

7. 完善公共卫生机构布局。依据区域人口、产业特征,完善疾病预防控制中心、卫生健康委监督所分支机构建设。落实各公共卫生机构业务用房。进一步加强急救分站布局,加强医疗急救信息化建设,积极推进院前院内急救一体化,全面提升院前医疗急救服务质量。

(二) 健全公共卫生应急管理体系,提高突发公共卫生事件应急处置能力

8. 完善应急指挥体系。成立应对重大突发公共卫生事件领导小组和办公室,加强指挥调度。建设公共卫生应急指挥中心,构建统一领导、权责匹配、权威高效的公共卫生大应急管理体系。健全突发公共卫生事件应急响应制度,完善应急预案并建立定期修订制度。将生物安全纳入公共安全体系，制定生物安全事件预防、应对等预案。依托城市运行"一网统管"平台，建设公共卫生突发事件应急处置系统。

9. 强化监测预警与快速响应。完善监测哨点布局，强化监测分析。实现公共卫生基础数据整合共享，推进以人为核心的多元信息汇聚与疾病风险评估预警，建立智慧化风险预警多点触发机制。在二级以上公立综合医院推进标准化发热门诊建设，构建以社区卫生服务中心发热哨点诊室为主体的社区发热筛查体系。在住院医师规范化培训中强化感染性疾病、呼吸与急危重症专业诊治能力，开展面向临床医师的流行病学、传染病临床救治和风险警觉意识教育。构建由疾病预防控制机构、医疗机构、第三方检测实验室等组成的公共卫生病原检测实验室网络和平行实验平台。

10. 强化应急医疗救治。加强公立医院公共卫生科室标准化建设，落实公共卫生职责，强化医防融合、平战结合功能。实施传染病医院、肺科医院、南华医院达标建设，加强综合性医院和儿科、妇产科、精神科等专科医院感染科建设。推进隔离留观床位建设，完善急救急诊、重症监护治疗病房功能布局和设施设备，加强重症医学、感染、创伤急救、护理和院感能力建设。实现急诊急救信息"院前-急诊-院内"互联互通，支持远程指导急救转运和应急救治。建立后备定点医院整体转换机制和应急救治"预备役"制度，完善应急状态下医疗卫生机构动员响应、人员调集、征用腾空和区域联动机制。健全应急状态下保障基本医疗卫生服务的机制。

11. 完善公共卫生应急社会治理。构筑个人防护、主动检测、哨点监测、流调追踪、精准管控、有效救治的严密防控链。科学评估公共卫生安全风险。完善社区治理体系，加快补齐农村公共卫生服务短板。开展不同风险情景演练，广泛动员公众参与。制定大型公共设施转换为应急救治设施的预案，以街镇为单位储备临时可征用设施，新建大型建筑预留应急转换接口。健全信息公开、媒体与互联网管理制度，增强舆情引导与处置能力。

12. 强化应急保障。健全应急物资储备预案，科学调整品类、规模、结构，加强医用防护物资、药品、试剂和疫苗等储备。完善应急物资储备机制，对于无法快速生产采购的物资，实行实物储备并建立轮换使用机制。统筹各级各部门物资保障资源，提高使用效率。鼓励居民家庭储备适量应急物资。构建应急智能物流服务平台，建立紧缺物资运输快速通道。在突发重大疫情等紧急情况下，确保医疗机构先救治、后收费，确保患者不因费用问题影响就医。

（三）持续提升内涵能力，建设高品质的医疗服务体系

13. 明确各级医疗机构功能定位。支持区域内市级医院建设具有国际影响力的危重疑难病诊疗中心，建设国家口腔医学中心、肿瘤医学中心、儿童医学中心。强化区域性医疗中心常见病多发病诊疗、急危重症抢救、疑难病转诊、基层医疗卫生机构人员培训等功能。对其他区属医院，鼓励和引导功能转型、业务整合、布局调整。把社区卫生服务中心打造成为政府履行基本卫生职责、全科医生执业、市场资源整合、医养结合支持的综合性平台。优化多元办医格局。

14. 推动优质资源扩容和均衡布局。加强引进和创建，到"十四五"末，区域内三级医

院增加到 20 家左右。推动浦南医院、周浦医院、人民医院等区属二、三级综合性医院的改扩建。优化传染、康复、临床研究、老年护理、精神卫生等短板资源配置。远郊地区着力加强区域性医疗中心能力建设,重点提升急诊、胸痛、脑卒中、创伤、产科、儿科等服务能力。新建社区卫生服务中心床位不少于 100 张,强化康复、护理、安宁疗护等功能。"十四五"期间总体新增床位 8 000 张左右。以服务半径和人口为依据,加强医疗资源配置。每 100 万人口配置 1 家三级综合医院,合理配置三级专科医院。每 30 万~50 万人口配置 1 家区域性医疗中心。按标准配置社区卫生服务机构,确保 15 分钟慢行时间内获得医疗卫生资源。

15. 加快南汇新城医疗卫生资源配置。把新城作为与临港新片区功能契合的独立综合性节点城市,根据人口导入进程,适度超前配置基本医疗卫生资源,建设与高能级、智慧型、现代化未来之城相适应、与居民健康需求相匹配的卫生服务体系。支持第六人民医院临港院区二期建设。建设浦东医院临港院区,完善区域性医疗中心布点。引进优质资源,建设一家中医或中西医结合医院。新建浦东公共卫生临港中心。完善院前急救体系。合理配置基层医疗卫生机构。支持社会办医建设高水平医疗机构,重点支持妇产科、儿科等学科。加强医疗卫生人才队伍建设,形成规模适宜、结构合理的高素质人才队伍。

16. 做实分级诊疗制度。推进以家庭医生为基础、区域性医疗中心为支撑的分级诊疗体系建设。开展新一轮社区卫生服务机构功能提升与建设优化工程,分类分步推进社区医院建设,打造社区康复中心、护理中心与健康管理中心,强化医防融合、全专结合的全生命周期健康服务。加强全科医生培养,做优家庭医生签约服务,持续推进"1+1+1"医疗机构组合签约,实施分层分类签约服务策略,强化老年人、慢性病患者和长期照护居民签约服务,将家庭医生签约服务延伸至功能社区。推进区域性医疗中心服务能力标准化建设。推进医联体建设,探索以医联体为单元的医保支付制度改革。完善分工协作模式,进一步畅通双向转诊通道,形成比较成熟的"基层首诊、双向转诊、急慢分治、上下联动"分级诊疗模式。

17. 推进服务智慧化。推动健康服务数字化转型。依托"一网通办"和"一网统管"平台,优化就医场景,实施精准化预约,深入实施出生、医疗付费等"一件事"便民应用,开展全流程核酸检测登记管理,全面推行医保电子就医记录册,实现居民就诊信息电子化记录和手机 App 查询。推进"互联网+"医疗便民惠民服务,完善移动诊疗系统和远程医疗体系,推动互联网医院发展。加快智慧医院建设,完善以患者为中心的智慧医疗服务模式。推动"社区卫生服务中心+互联网"发展,开展面向居民的家庭医生签约、健康管理、健康照护、药品配送等智能化服务。在社区引入医疗人工智能影像辅助诊断平台、全科医生辅助诊疗平台和远程会诊网络系统。完善居民健康账户。

18. 发展国际化医疗服务。鼓励有条件的医疗机构建立国际医疗部,推进医疗服务标准与国际接轨。积极培育与国际接轨的高端家庭医生服务市场。加快医疗支付体系与国际接轨,推进国际医疗保险结算,强化商业健康保险对国际化医疗服务的支持。

19. 提高医疗服务质量。以同质化为抓手,落实医疗服务标准和规范,提升基层医疗服务质量和水平,实现优质医疗资源扩容下沉。构建以患者为中心的专病化、集约化疾病诊治中心。加强临床药学重点专科建设,建立药师、医师、护士衔接机制,加强药品临床使用监测与综合评价。发挥前置审方、处方点评和药学门诊等作用。以"三网联动"为基础,切实促进抗菌药物临床合理应用。继续实施改善医疗服务行动计划,促进医患沟通,完善患者社会心理服务体系,推动医务社工和医院志愿者服务。有计划落实区属医院等级评审和复评审。优化献血点位布局,加强团体无偿献血及街头无偿献血,加强血液质量安全体系建设,保障血液安全。

(四) 实施健康老龄化战略,增进老年人健康福祉

20. 增加老年医疗卫生资源。完善老年医疗服务网络,加强优质资源配置,全面推进老年友善医疗卫生机构建设。建设区老年医学中心,推动二级以上综合医院、中医类医院设立老年医学科。加强重大老年医学问题研究,提高临床研究水平。完善老年康复和护理服务网络,加强区域性医疗中心康复医学科建设,推进社区卫生服务中心老年康复护理床位建设,鼓励社会兴办老年康复医院和护理机构。

21. 加强老龄化人口健康管理服务。开展老年人健康知识普及行动。加强老年人健康管理和慢性病防治,对重点疾病实施早期筛查和健康指导,强化心理健康服务。开展老年失能(失智)预防和干预试点,强化社会认知教育和早期筛查评估。开展老年人营养健康行动。加强长期护理保险评估。规范长期护理服务有效供给,提高服务质量。深化医养结合。

22. 加强安宁疗护服务。建设区级安宁疗护中心,开展安宁疗护机构规范化建设。引导医疗、护理、养老和社区托养等机构开展安宁疗护服务,加强机构、社区与居家服务相衔接。研究和推广安宁疗护中医适宜技术。普及安宁疗护文化理念,营造全社会广泛关注和支持的良好氛围。

(五) 推进海派中医传承创新,打造中医药发展高地

23. 深入推进国家中医药发展综合改革试验区建设。进一步健全完善国家、市、区层面的纵向联动机制,加强部门协同,明确职责和任务。全力推进新一轮试验区创建,在促进浦东中医药全面新发展的基础上聚焦重点领域开展改革探索。深入推进国家中医旅游示范区建设。

24. 优化中医药服务体系。支持市级中医院迁建本区或设置分院。做强中医类医院,进一步巩固中医特色优势,做深内涵,在全市中医医院中保持引领和示范作用。支持区属三级中西医结合医院打造国内一流品牌。支持"名中医中心"建设。支持区属中医医院创建上海中医药大学附属医院和三级中医医院。探索在中医院设立国际部,满足多层次中医药服务需求。加强中医药应急救治、传染病防治等能力和网络建设,强化设施设备与人才技术储备,打造一支高水平中医疫病防治和紧急医疗救治队伍。支持社会力量举办具有特色优势的中医医疗机构。

25. 促进中医药传承创新。拓展高校中医教学实践基地合作领域,加强基地标准化、规范化建设。提升中医住院医师规范化培训基地学科水平及教学能力。加强与上海市海派中医流派传承研究基地合作,推进传承与创新。加快浦东中医药创新促进中心功能建设和体制创新。加强中医药临床基础研究、重点及疑难病研究、共性关键技术研究,加强民间中医药挖掘与保护。规范中药配方颗粒的品种备案和临床应用。鼓励医疗机构开展传统中药制剂备案和应用。

26. 持续提升中医药服务能力。实施中医药临床强优计划,在中医肾病、康复、"治未病"、中医针灸推拿等专业领域,争创若干国家和市级中医医学中心、重点专科和区域中医医疗中心。对标国内一流水平,建设一批中医临床高峰高原学科。实施治未病健康工程,在康复、妇儿、养生养老等重要领域发挥优势作用。支持传统经典中药创新和现代创新中药研究,鼓励基于医疗机构制剂的中药新药研究。加强符合社区诊疗特点的特色专科专病建设,大力推广适宜技术。强化非中医类医院、社区卫生服务中心"西学中"培训,争取应培尽培。逐步扩增中医预防保健纳入基本公共卫生服务项目。

27. 推进中医药服务智慧化。推进"智慧中医"建设,建设覆盖中医药医疗、"治未病"、健康管理、医养结合等领域的中医药综合信息平台。实施"互联网＋中医药健康服务",发展互联网中医医院。推进医疗人工智能和大数据为中医药发展赋能,推进海派中医流派传承创新数字化,支持中医智能辅助诊疗系统开发应用。

28. 广泛开展中医药文化传播行动。深入挖掘核心内涵,创作创意产品,打造系列特色品牌。建设国内和本市领先的科普基地。实施中医药文化进校园,建设特色示范学校及示范基地。创作中医药科普读物与益智类游戏,提升青少年中医药健康文化素养。普及中医养生保健知识、技术、方法,推动中医药健康养生文化创造性转化、创新性发展。

(六) 实施高峰高原学科再提升,加强科研支撑

29. 实施高峰高原学科再提升行动。启动实施高峰高原学科再提升行动,开展新兴交叉学科和优势全科医学建设,建设一批全市领先、国内一流的医学学科。通过浦东疾病谱、死亡率大数据分析手段遴选一批重点亚专科和专病。鼓励区属公立三级医院在肺、甲状腺、乳腺、胃肠道肿瘤等方面开展亚专科建设。推进人工智能、大数据、干细胞在医学科技创新领域的应用,如临床药学、无创检测、人工智能辅助诊断与治疗、大数据辅助公共卫生预警与决策支持、真实世界新药临床试验、干细胞等。培育优势全科医学学科。推动市级以上重点实验室和研究中心建设。

30. 加强公共卫生学科和科研能力建设。关注重大疫情防控、应急救治的各个环节,重点支持病原微生物检验、流行病学、应急处置、职业卫生学、妇女和儿少卫生等学科建设。按照本市布局,争创市级公共卫生重点实验室。坚持平战结合、预防和应急结合、科研和救治防控结合,围绕"可溯、可诊、可防、可治、可控"的需求,注重利用综合数据的疫病预警、检测和协同防控领域的研究。加快公共卫生科技成果转化。

31. 加强应用研究。推进区域临床研究平台建设,形成市级医院临床研究中心、区属医院研究型医院、医工紧密结合的临床研究体系。完善临床数据采集、存储、交换、利用机制和区卫生信息平台功能,提升平台数据质量,建设一批专病临床研究数据库。以健康需求为导向，加强重点优势领域和必要且薄弱领域的科技项目建设。

32. 加强知识产权服务，推动成果转化。依托张江科创中心平台，加强知识产权服务工作。建立医学科技创新技术服务信息库及资源共享和供给机制。支持医疗机构设立科研成果转化部门，鼓励委托第三方机构开展技术转移服务。建立与张江生物医药产业发展联动的机制，推动科技成果转化。利用科教数据库开展成果转化评价。

33. 加强国内外交流与合作。支持医疗卫生机构加强国内外高水平研究机构、医疗机构合作开展医学科技创新合作，共建联合实验室和研发基地。创造有利条件，支持有发展潜力的各类人才培养对象接受海外学习与培训，鼓励参加高水平的国际学术交流，引进国外医学培训项目。鼓励各学科在浦东组织专业学术论坛等，吸引海内外专家进行专业交流。

（七）服务国家和区域发展战略，全力推进长三角卫生健康协同发展

34. 落实完善长三角卫生健康一体化平台工作。按照本市统一安排，落实长三角卫生健康省际协作平台，完善合作需求对接和工作统筹机制。推进健康信息平台互联互通，向长三角居民提供健康档案查询、预约挂号、急救地图信息查询等服务，落实统一的便民惠民医疗健康服务入口。参与长三角卫生健康一体化发展专家库。参与长三角职业健康管理协作平台，实现职业健康信息互通、数据共享和业务协同。参与综合执法监督联动协调平台，加强执法交流合作，配合查处跨省市重大违法违规案件。

35. 积极参与长三角公共卫生合作。按照本市统一安排，积极参与长三角突发公共卫生事件定期会商和交流机制，联合开展培训和演练，参与可疑病例区域通报，加强跨区域人员行动轨迹追溯管理。参与立体化急救体系建设。围绕疫情防控和中国国际进口博览会保障，参与应急状态下物资共享和紧急调拨。完善公共卫生应急物资储备体系，参与长三角重要防疫物资互济互保互换常态化机制。支持区属医疗机构加强公共卫生、中医药应对新发突发公共卫生事件应急协同科技攻关。发挥区域领先学科与重点专科的辐射作用，共建高水平公共卫生学科。积极参与推进卫生健康制度和标准一体化，适时启动不受户籍限制的基本公共服务。

36. 积极参与长三角医疗服务协同。按照本市统一安排，积极参与远程医疗咨询、跨区域危重及疑难患者会诊、特约会诊等服务。参与长三角专科联盟和化学中毒救治远程协作中心建设，开展远程会诊和定向转诊。推进血液管理工作同质化和信息共享。参与中医流派传承、医疗、教育等领域协作机制。参与医学科技创新性协作，协同打造国家或国际领先的优势学科群，联合推动重大疾病科研项目攻关。

37. 服务国家对口帮扶战略。加强对新疆莎车、西藏江孜、青海玉树、云南大理、云南怒江等的对口支援。加强对受援地卫生健康人才培训和培养，逐步实现从"输血"向"造血"转变，深入推进"组团式"支援。加强远程医疗能力建设。持续落实支援摩洛哥医疗队派遣和管理。

（八）推动健康服务业高质量发展，为经济转型升级注入新动能

38. 深入推进国际医学园区发展。坚持特色化、差异化、品牌化，引导健康服务业集聚区建设和发展。支持国际医学园区加强联动发展,依托高水平医院,开展产学研医结合,集聚健康科技企业,培育以临床研究和转化为特征的新兴健康服务业园区。继续支持肿瘤医院东院与质子重离子医院深度融合,深度建设亚洲一流肿瘤医学中心,发挥医疗服务集聚区作用。鼓励发展一批国际化、特色化社会办医疗机构。加快中医特色资源布局。

39. 培育健康服务业新业态。加强发展互联网医疗。推进新型基础设施建设,完善健康大数据开发应用机制,落实医疗大数据训练设施、人工智能医疗测评数据库、人工智能算力验证机制和评估规范,鼓励医企合作。鼓励医疗机构发展国际医疗旅游,培育一批具有国际竞争力的服务品牌和产品,规范服务市场和体系。

40. 优化健康服务业营商环境。支持高水平社会办医发展。对社会办医预留规划发展空间,引导发展高水平专科医疗机构,合理布局床位规模。在乙类大型医用设备规划数量中,安排部分配置规划数用于支持社会办医发展。探索国外已批准上市的抗肿瘤药物先行定点使用。

(九) 深化医药卫生体制机制改革,推动发展方式转变

41. 推动卫生健康服务整合协同。健全公共卫生机构、医疗机构和社区卫生服务机构协同合作机制,依托家庭医生制度,整合医疗、公共卫生和健康管理服务,推动医防融合、全专结合、医养结合,把家庭医生制度打造成支撑整合型卫生健康服务体系的基础。完善家庭医生签约服务激励机制和绩效考核,健全家庭医生管费用的激励约束机制,使家庭医生成为签约居民健康和费用的"守门人"。加强区域性医疗中心对社区家庭医生的技术支撑,提升家庭医生服务质量。推进专科专病联盟建设,促进医疗服务同质化和分级诊疗。

42. 推进公立医院外部治理机制改革。强化公益性和内涵发展。完善补偿机制,推动有条件的公立医院通过强化科技成果转化、发展国际医疗服务和健康管理服务等激发高质量发展新动能。按照研究型医院、临床型医院等不同发展定位,对公立医院实行分类管理。科学评价医院成本产出、医生绩效等,引导医院和医生提高效率、控制成本、提升服务能级。完善医联体综合绩效考核制度,将考核结果与政府投入、绩效工资总量、院长绩效等挂钩。

43. 优化公立医院内部运营管理机制。全面加强党的领导,深化党委领导下的院长负责制。以章程为引领,促进公立医院完善运行和治理机制。推动公立医院建立基于全面预算的全业务、全流程闭环管理体系,强化医疗服务全成本核算和成本控制。加强公立医院预算执行审计监督。制定公立医院工作基本负荷标准。转变薪酬分配机制,根据规划定位、医疗服务数量与质量、病种难易度、患者满意度、临床科研产出、成本控制、医疗费用控制等要素,合理核定绩效工资总量,优化薪酬结构,重点向临床一线、业务骨干、关键岗位、紧缺学科以及支援基层和有突出贡献的人员倾斜。

44. 推进医保、医疗、医药联动改革和政策协同。发挥医保在推进医药服务供给侧改革中的引领作用,深化药品、医用耗材集中带量采购制度改革,增强医药服务可及性,促进医疗服务能力提升,保障市民群众获得优质实惠的医药服务。完善基本药物制度,促进基层与二级以上医疗机构用药衔接,逐步提高各级医疗机构基本药物使用比例。进一步加强医疗机构药品、医疗器械等不良反应监测，提升报告质量和报告数量。

（十）全面加强人才建设，为卫生健康高质量发展提供智力支撑

45. 强化医学继续教育。加强院校合作，支持卫生学校依托上海中医药大学转型提升，支持卫生发展研究院依托大学转型发展。支持大学附属医院、附属社区卫生服务中心建设。加强对临床教学工作的支持，建设临床教学基地，发展临床规培生、研究生教育规模。扩大继续医学教育培训的覆盖面，鼓励有能力的单位举办国家级、市级和区级继续教育项目。进一步加强医学继续教育学分管理。

46. 加快各类紧缺人才培养和引进。推进公共卫生人才队伍提质扩容，着力培养病原学鉴定、疫情形势研判和传播规律研究、现场流行病学调查、实验室检测等人才，强化感染性疾病、呼吸系统疾病、重症医学、急救创伤及医院感染控制等人才队伍建设。加快卫生监督执法队伍建设。分类建设传染病、消毒与感染控制、病媒生物控制、食品与饮水卫生、精神卫生等专业应急处置队伍。以中西医结合、中药、中医康复和儿科等为重点，加强中医药人才队伍建设。强化全科、精神科、病理、护理、康复、临床药师、医务社工等人才队伍建设。落实住院医师和专科医师规范化培训制度，加强公共卫生与临床医学复合型人才培养。完善基层和郊区人才扶持机制，充实和稳定郊区基层卫生人才队伍。培养和引进医学科技交叉融合领军人才、优秀学科带头人和复合型创新人才队伍。人才计划对公共卫生人才培养优先支持。

47. 优化人才考核、评价和激励政策。科学核定各级各类公共卫生机构人员编制，优化专业技术岗位结构比例。公共卫生专业人才职称评定实行单列，建立人员薪酬动态增长长效机制。合理确定公立医院绩效工资水平并建立动态调整机制。建立医学人才评价体系，优化临床医师职称评定制度，强化临床实践评价权重，突出临床研究人才创新成果和转化，畅通成果转化人才的晋升通道。医院对高层次人才可自筹经费、自定薪酬，超过部分不计入单位绩效工资总量。建立医院与卫生健康、医保部门人员双向交流机制。

（十一）推进法治化、标准化，逐步实现行业治理现代化

48. 加强行业综合监管。巩固医疗卫生行业综合监管会商机制，形成高效协同的工作体系。不断健全以信用监管为基础、随机抽查和重点检查相结合的监管机制，全面实施信用分级分类监管，深入开展失信惩戒。强化公立医疗机构公益性、成本控制、执业行为监管，对健康服务新业态、新技术、新模式实施包容、审慎、有效监管。开展智慧卫监信息化项目建设，推进"非接触式"监管。依托"一网统管"平台，开展医疗废物可追溯管理、居民小区生活饮用水卫生智能监管。开展执法机构规范化建设和执法装备标准化建设，推进执法人员能力提升工程。

49. 深化"放管服"改革。深化"一网通办"，提高行政效能。落实指南精准化、材料个性化、申请自动化、审核智能化。持续深化审批制度改革。持续推进"证照分离"改革，严格执行市场准入负面清单管理。持续增加卫生健康领域公共服务事项，提升政策服务水平，凸显"互联网＋政务服务"成效，营造法治化、国际化、便利化的营商环境。

50. 加强精神文明和政风行风建设。弘扬新时期医务人员职业精神,大力宣传先进典型。强化医务人员医学人文素养和职业道德教育。提高全国文明单位和市文明单位覆盖面。做好新闻发布、政策解读、舆论引导和突发事件应对,加强宣传,促进医患和谐和行业发展。持续加强行风管理,完善医疗纠纷预防、处理制度和第三方调解机制,强化纠正医药购销领域和医疗服务中的不正之风联席会议机制,严厉打击各类违法违规行为,联合开展案件查处及惩戒。依法打击涉医违法行为,建设保护医务人员正常执业的法治环境。

(十二) 加强人口和家庭服务

51. 积极推动构建生育友好型社会。不断完善支持家庭生育的相关经济社会政策以及公共服务。深入推进母婴设施建设。加强优生优育全程服务。加强人口监测和生育形势分析。完善人口基础数据库建设,促进部门间人口数据共享,改革完善人口统计和监测体系。

52. 实施健康家庭和家庭发展能力建设。开展有针对性的家庭健康服务。加强生殖健康宣传服务,开展基于学校、社区、家庭的青少年性与生殖健康促进项目。加强特殊家庭扶助关怀工作,围绕生活照料、基本医疗服务、大病治疗、养老保障、精神慰藉等问题,建立健全全方位帮扶保障制度。

五、保障措施

(一) 加强组织领导

坚持党对卫生健康事业发展的领导。坚决贯彻落实党中央对卫生健康改革发展各项决策部署。将本规划主要目标和指标纳入本区域国民经济和社会发展规划,制定年度目标和任务清单,认真组织落实。各有关部门按照各自职责,密切配合,形成合力,共同推进规划落实。卫生健康部门全面建立健康影响评估机制,系统评估各项经济社会发展规划和重要政策、重大工程对健康的影响,促进健康融入所有政策。

(二) 完善投入机制

完善职责明晰、分级负责的医疗卫生财政投入机制,优化财政支出结构,重点向公共卫生能力提升、高峰高原特色学科建设、医疗资源均衡布局、中医药传承创新、临床研究和科技创新、人才培养和智慧化健康服务体系建设等方面倾斜,提高财政资金使用绩效。完善政府主导、全社会参与的卫生健康多元化筹资投资机制,强化国有企业社会责任,动员社会支持医疗卫生事业发展,大力发展慈善事业,鼓励社会组织和企业投资健康领域,形成多元化筹资格局。

(三) 加强监测评估

建立规划监测评估机制,定期对规划实施情况开展评估,特别是对重大项目的推进落实情况,建立合理的信息公开公示制度,接受社会监督。完善规划中期和终期评估制度,对监测评估中发现的问题,及时研究解决,对规划落实不力的部门和单位,出具规划建议书,加强督查和约谈,确保规划目标顺利实现。

心房颤动分级诊疗服务技术方案

　　心房颤动(以下简称"房颤")是一种以快速、无序心房电活动为特征的室上性快速性心律失常。心房因无序电活动而失去有效收缩,导致心脏泵血功能下降,心房内附壁血栓形成,是诱发心力衰竭、缺血性脑卒中等疾病的重要因素。房颤致残率、致死率高,严重影响患者的生活质量,是心血管病患者住院和死亡的常见原因,给家庭和社会带来了沉重负担。对房颤患者早期发现、早期治疗、全程规范管理,可改善患者的生存质量,降低住院率和死亡率。

一、我国房颤的现状

　　2004年流行病学调查显示,我国30～85岁人群中房颤患病率为0.65%,并随年龄增长而显著增加,在80岁以上人群中患病率高达7.5%。有资料显示,房颤致残率高,男性为64.5/10万,女性为45.9/10万,并导致女性、男性全因死亡率分别增加2倍和1.5倍。目前,我国房颤规范化治疗率低,区域协同诊疗体系尚未建立。科学地推进分级诊疗,为房颤患者提供规范、有效的全程管理,对保障患者健康权益具有重要意义。

二、房颤分级诊疗服务目标、路径与双向转诊标准

(一)目标

　　引导医疗机构落实功能定位,充分发挥不同类别、不同级别医疗机构的协同作用,规范房颤患者临床诊疗行为,加强对房颤患者全程管理,改善房颤患者预后。

(二)医疗机构功能定位

1. 三级医院

　　三级医院主要为有严重基础疾病及严重并发症、手术适应证的房颤患者提供诊疗服务。制定个体化的诊疗方案,将病情稳定者转至下级医院。通过医联体、远程医疗等形式,提供会诊并协助下级医院制定治疗方案。对下级医疗机构进行技术指导、业务培训和质控管理。鼓励建设房颤专病中心,建立房颤专病区域数据库,加强区域内房颤单病种管理工作。

2. 二级医院

　　二级医院主要为病情稳定者提供治疗、康复、随访等全程管理服务。为病情相对稳定的房颤患者提供个体化的规范治疗。对有严重并发症、手术适应证者,转诊至三级医疗机构。定期评估下级医疗机构的医疗质量。鼓励有条件的医院开展房颤专病中心建设,建

立远程心电网络,与三级医院和基层医疗卫生机构联动,形成房颤疾病诊治网络体系。

3. 基层医疗卫生机构

有条件的基层医疗卫生机构可开展房颤防治宣教、初步识别、接续治疗、康复和随访。结合上级医院已制定的诊疗方案进行规范诊治;实施随访及定期体检;实施双向转诊;建立房颤专病档案,做好信息管理工作。开展健康教育,指导患者自我健康管理。鼓励参与房颤专病中心建设,与二级以上医院建立远程心电网络,进行房颤初步识别。

(三) 分级诊疗路径(图 B - 1)

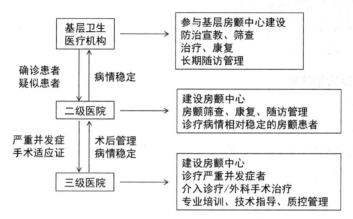

图 B-1　房颤分级诊疗路径

(四) 双向转诊标准

1. 基层医疗卫生机构上转至二级及以上医院的标准

(1) 社区初诊或疑似房颤的患者。

(2) 既往病情稳定,出现以下情况之一,应及时转至二级及以上医院救治:

① 基础疾病加重,经治疗不能缓解;

② 出现严重并发症,如血流动力学紊乱、血栓栓塞、抗凝出血情况、心力衰竭等。

(3) 对具有中医药治疗需求的房颤患者,出现以下情况之一的,应当转诊:

① 基层医疗卫生机构不能提供房颤中医辨证治疗服务时;

② 经中医药治疗疗效不佳者。

2. 二级医院上转至三级医院的标准

(1) 急性房颤,伴有血流动力学紊乱者。

(2) 基础疾病重症者。

(3) 出现严重并发症者。

(4) 符合介入诊疗和手术适应证者,包括导管消融、左心耳封堵、外科治疗等。

(5) 有中医药治疗需求,经中医药治疗疗效不佳者。

3. 三级医院下转至二级医院或基层医疗卫生机构的标准

(1) 病情稳定。

（2）治疗方案已明确，需常规治疗和长期随访者。

（3）诊断明确的，可进行临终姑息治疗的终末期患者。

4. 二级医院转至基层医疗卫生机构的标准

诊断明确，治疗方案确定，并发症控制良好，需常规治疗、康复和长期随访者。

三、房颤患者的初步识别、诊断、评估

（一）房颤的初步识别

应当重视人群中房颤的初步识别，特别是具有房颤高危患病因素的人群，如 65 岁以上、高血压、糖尿病、冠心病、心肌病、脑梗死等患者。通过常规或长程心电图诊断房颤，记录人口学、症状、基础疾病等信息。

（二）房颤诊断和评估

1. 病史采集

（1）现病史：发病时间，症状及治疗情况。有无心悸、乏力、胸闷、运动耐量下降、头昏、黑朦、晕厥等；症状出现的时间、程度、诱因、加重/缓解因素；其他伴随症状。采用欧洲心律学会（European Heart Rhythm Association，EHRA）症状评级标准以评估症状严重性（表 B-1）。

表 B-1 EHRA 房颤症状评级标准

EHRA 评级	症状严重程度	描述
1	无	房颤不引起任何症状
2a	轻度	日常活动不受房颤相关症状的影响
2b	中度	日常活动不受房颤相关症状的影响，但受到症状困扰
3	严重	日常活动受到房颤相关症状的影响
4	致残	正常日常活动终止

（2）既往史：有无心血管危险因素、心血管基础疾病、合并疾病、全身性疾病等，如甲状腺疾病。

（3）个人史：是否有相关诱因，如酗酒、过量饮用咖啡，喜饮浓茶、吸烟等。

（4）家族史：是否有房颤家族史。

（5）社会心理因素。

2. 体格检查

应进行全面查体，重点检查生命体征（血压、心率、呼吸频率）、心脏检查（注意心率、心律、心音）、脉搏（脉律、桡动脉、颈静脉）、身高、体重。

3. 辅助检查

（1）实验室检查：包括血清电解质、肝肾功能、血常规、甲状腺功能等。

（2）心电检查：可采用瞬时、长程、植入装置记录，也可采用佩戴装置记录。

（3）影像学检查：应常规行经胸超声检查以明确心脏结构和功能、是否有附壁血栓等；必要时，可行经食道超声心动图、X线胸片、CT、MRI（心、脑）等进一步评估。

4. 房颤的分类

通常分为阵发性房颤（paroxysmal AF）、持续性房颤（persistent AF）、长程持续性房颤（long-standing persistent AF）、永久性房颤（permanent AF）4 类（表 B-2）。

表 B-2　房颤的分类

分类	定义
阵发性房颤	发作后 7 天内自行或干预终止的房颤
持续性房颤	持续时间超过 7 天的房颤
长程持续性房颤	持续时间超过 1 年的房颤
永久性房颤	医生和患者共同决定放弃恢复或维持窦性心律的一种类型，反映了患者和医生对房颤的治疗态度，而不是房颤自身的病理生理特征，如重新考虑节律控制，则按照长程持续性房颤处理

5. 血栓栓塞危险评估

应定期评估其血栓栓塞风险。对非瓣膜性房颤患者血栓栓塞风险的评估推荐采用 CHA_2DS_2-VASc 评分方法（表 B-3），≥2 分的男性或≥3 分的女性发生血栓事件的风险较高。瓣膜病、肥厚型心肌病、心腔内有血栓或有自发超声回声现象等亦视为高危血栓风险。

表 B-3　非瓣膜病性房颤卒中危险 CHA_2DS_2-VASc 积分

缩写	项目	评分
C	慢性心力衰竭、左心室收缩功能障碍	1
H	高血压	1
A	≥75 岁	2
D	糖尿病	1
S	脑卒中、短暂性脑缺血发作、血栓栓塞史	2
V	血管疾病（外周动脉疾病、心肌梗死、主动脉斑块）	1
A	65～74 岁	1
Sc	女性	1
总分		9

6. 出血风险评分

推荐使用 HAS-BLED 积分评估抗凝出血风险，≤2 分为出血低风险，≥3 分提示出血风险增高（表 B-4）。对于评分≥3 分者应注意防治增加出血风险的因素。

表 B-4　房颤出血风险 HAS-BLED 积分

缩写	项目	评分
H	高血压（收缩压>160 mmHg）	1

（续表）

缩写	项目	评分
A	肝功能异常（肝纤维化、胆红素＞2 倍、ALT＞3 倍）	1
	肾功能异常（慢性透析、肾移植、Cr≥200 μmol/L）	1
S	脑卒中	1
B	出血（出血史、出血倾向）	1
L	INR 值易波动（INR 不稳定、在治疗窗内的时间＜60％）	1
E	老年（≥65 岁）	1
D	药物（合并应用抗血小板药物、非甾体类抗炎药）	1
	嗜酒（≥8 个饮酒量/周）	1
总分		9

7. 应用中医药治疗时，应全面采集中医四诊信息，做出中医证候诊断以辨证施治。

（三）基础疾病评估

常见的基础疾病包括心血管疾病（心力衰竭、冠心病、心脏瓣膜病变、高血压、血脂异常、血管疾病等）和非心血管疾病（慢性肺疾病、糖尿病、慢性肾脏病、甲状腺功能异常、睡眠呼吸障碍等），需要尽早识别，合理管理。

四、房颤的治疗

（一）治疗目标

控制心脏节律、控制心室率、预防卒中等栓塞事件，以改善临床症状、提高生活质量，降低致残、致死率。

（二）一般治疗

1. 管理基础疾病及危险因素

各级医疗机构均应合理管理基础疾病，有效控制危险因素。

2. 预防卒中

包括规范药物抗凝治疗，左心耳封堵/夹闭/切除。

（1）药物治疗。服用华法林时，应定期监测国际标准化比值（international normalized ratio，INR），其目标值为 2.0～3.0。服用新型口服抗凝药（NOAC），包括达比加群、利伐沙班、艾多沙班等。用药前应评估肝肾功能及凝血功能。

（2）经皮左心耳封堵/夹闭/切除。对于 CHA_2DS_2-VASc 评分≥2 的非瓣膜性房颤患者，具有下列情况之一，推荐经皮左心耳封堵/夹闭/切除术预防血栓栓塞事件：①不适合长期规范抗凝治疗；②长期规范抗凝治疗的基础上仍发生血栓栓塞事件；③HAS-BLED 评分≥3。

3. 控制心室率

急性快心室率的房颤患者，应评估心室率增快的原因，根据患者临床症状、体征、左室射血分数(LVEF)和血流动力学特点选择合适药物。长期心室率控制，包括长期口服药物及房室结消融＋永久性心脏起搏器植入。

（1）药物治疗。药物选择流程如图 B-2。

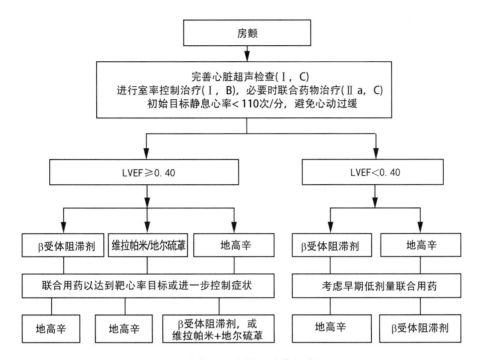

图 B-2　房颤心室率控制的药物选择流程

［引自黄从新,张澍,黄德嘉,等.心房颤动：目前的认识和治疗的建议—2018.中国心脏起搏与心电生理杂志,
2018,32(4)：315-368.］

① β受体阻滞剂：酒石酸美托洛尔、琥珀酸美托洛尔、阿替洛尔、艾司洛尔、普萘洛尔、纳多洛尔、卡维地洛、比索洛尔。

② 非二氢吡啶类钙离子拮抗剂：维拉帕米、地尔硫䓬。

③ 洋地黄类：地高辛、西地兰。

④ 胺碘酮。

（2）房室结消融＋植入永久起搏器。当药物不能有效控制心室率且症状严重不能改善时,消融房室结并植入永久性起搏器可作为控制心室率的选择治疗策略。

4. 控制心脏节律

恢复和维持窦性心律是房颤治疗的重要目标,包括心脏电复律、抗心律失常药物治疗、导管消融治疗等。电复律存在血栓栓塞的风险,复律前需确认心房内是否有血栓,并应依据房颤持续时间而采用恰当的抗凝措施。近期发作的房颤节律控制治疗流程如图 B-3。不具备手术治疗能力的医疗机构如遇符合手术适应证者应及时启动转诊流程。

（1）药物复律：氟卡尼、胺碘酮、普罗帕酮、伊布利特、维纳卡兰、多非利特。

（2）电复律：同步直流电复律，首选用于伴有严重血流动力学障碍及预激综合征旁路前传伴快速心室率的患者，有症状的持续性或长期持续性患者。

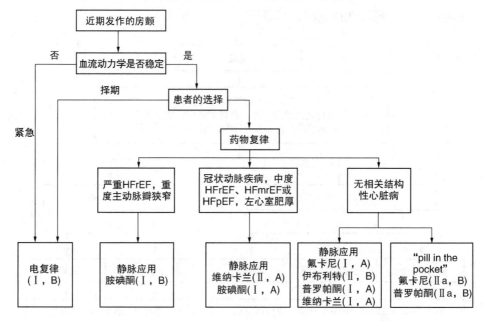

图 B-3　近期发作的房颤节律控制治疗

［引自黄从新，张澍，黄德嘉，等. 心房颤动：目前的认识和治疗的建议—2018. 中国心脏起搏与心电生理杂志，2018,32(4)：315-368.］

（3）导管消融：冷冻消融、射频消融。

（4）外科治疗：迷宫手术、微创房颤外科消融手术。

（5）内外科杂交手术。

五、急性房颤的治疗

急性房颤包括房颤首次发作、阵发性房颤发作期以及持续性或永久性房颤发生快速心室率和/症状加重。常由于心室率过快和不规则，出现症状突然明显加重，包括心悸、气短、乏力、头晕、活动耐量下降。严重者包括静息状态呼吸困难、胸痛、晕厥前兆或者晕厥等。急性房颤需尽快明确诊断并启动治疗，血流动力学不稳定者需及时电复律（图 B-4）。

（一）治疗原则和目标

维持血流动力学，纠正急性房颤的病因和诱因；转复窦律、控制心室率和预防脑卒中；改善生活质量和远期预后。

（二）治疗

1. 基层医疗卫生机构

对血流动力学不稳定的患者给予初始监测评估（包括血氧饱和度、血压等）和基本治疗、生命支持，及时启动转诊流程。

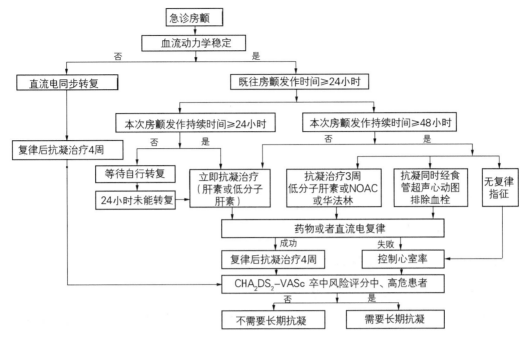

图 B-4　急性房颤复律流程图

[引自黄从新,张澍,黄德嘉,等.心房颤动:目前的认识和治疗的建议—2018.中国心脏起搏与心电生理杂志,2018,32(4):315-368.]

2. 二级以上医院

(1)血流动力学不稳定的急性房颤的处理:①同步直流电复律;②抗凝治疗:普通肝素、低分子肝素、口服抗凝剂;③迅速识别病因和诱因,并给予针对性治疗;④二级医院待病情稳定后,亦可启动转诊流程。

(2)血流动力学稳定的急性房颤处理:首先,评价血栓栓塞的风险,决定是否需要抗凝治疗;其次,根据心室率、症状和有无器质性心脏病,决定是否需要控制心室率;最后,决定是否复律、复律的时间、复律的方式以及复律后预防房颤复发。①抗凝治疗:肝素、华法林、新型口服抗凝剂;②控制心室率:β受体阻滞剂、非二氢吡啶类钙拮抗剂、洋地黄类或胺碘酮。房颤伴预激患者,禁用非二氢吡啶类钙拮抗剂和洋地黄类药物;③复律治疗:电复律、药物复律;④病情稳定后,转至普通病房行规范化治疗和长期随访管理。

六、房颤的中医辨证论治

遵循中医药"四诊合参"的原则,采集患者的病史、症状与体征、舌脉诊等信息,综合评估患者病情,把握房颤基本病机进行中医辨证治疗。

(一)中药辨证论治

1. 气阴两虚证

治法:益气养阴,复脉安神

推荐方药:炙甘草汤加减。

2. 心虚胆怯证

治法：益气养心，安神定悸

推荐方药：安神定志丸加减。

3. 痰热内扰证

治法：清热化痰，宁心安神

推荐方药：黄连温胆汤加减。

4. 气虚血瘀证

治法：益气活血，养心安神

推荐方药：补阳还五汤加减。

（二）针灸等中医特色疗法

七、房颤患者的全程管理

房颤患者需要多学科合作的全程管理，涉及初步识别、门诊、住院、手术、随访、康复等多个环节，包括急诊救治、规范化抗凝、节律控制、心室率控制、合并症的诊疗、长期随访、生活方式干预、健康教育、患者自我管理等全程规范化管理。

（一）管理目的

控制房颤发作，预防并发症，提高生活质量，降低住院率及致残、致死率。

（二）患者管理

1. 成立房颤管理团队

由心内科、心外科、神经内科、神经外科、老年病科、内分泌科、急诊科、康复科、影像科、介入科、全科医生、护士、药师等组成，团队中应有中医类别医师。

2. 逐步建立房颤随访制度及医疗健康档案

有条件的医院可设立房颤专病门诊。

3. 根据患者病情制定出院计划和随访方案

随访安排流程见图 B-5。药物治疗患者每月随访一次，手术患者根据手术类型定期随访。根据实际情况可采取门诊随访、社区上门随访、电话随访等方式。

4. 随访内容

（1）房颤发作频率。

（2）是否规范化抗凝治疗。

（3）药物/手术治疗安全性、有效性。

（4）是否发生房颤相关心血管事件。

（5）接受中医药治疗的患者，评估其证候变化。

5. 患者教育及康复管理

（1）提高患者的依从性和自我管理能力。

（2）了解房颤的基础知识、血栓风险、抗凝出血风险、如何监测心率/心律和症状自我

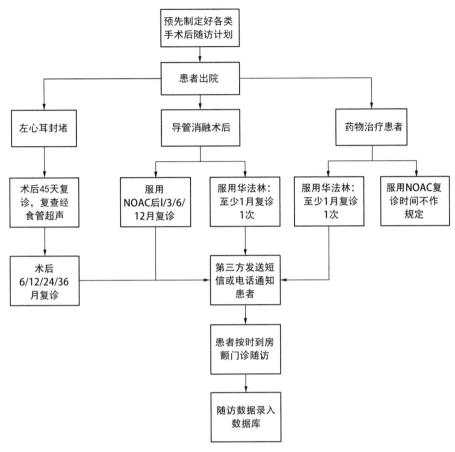

图 B-5 房颤患者随访流程

评估;保持健康生活方式,及时按照随访安排定期随访等。

(3)对有并发症并致功能减弱或障碍者,应予康复管理,包括制定康复方案,康复教育及针对性康复训练。

(4)了解房颤中医药防治的基本知识。

6.中医健康管理

(1)中医健康状态评估、体质辨识或辨证。

(2)运动调养:指导患者选择个性化运动方式(如导引、太极拳、八段锦、五禽戏等),合理控制运动量、运动时间和运动频率。

(3)生活指导:慎起居、适寒温、节饮食、勿过劳。

(4)辨证施膳:根据证候分型、体质辨识和食物性味归经等综合评估给予膳食指导。

(5)情志调理。

八、房颤患者管理质控指标

(一)二级以上医院房颤患者管理质控指标

(1)抗凝适应证患者规范抗凝率。

（2）随访计划及定期随访率。

（3）手术患者的成功率及事件发生率。

（二）基层医疗卫生机构房颤患者管理质控指标

（1）房颤患者自我管理宣教率。

（2）疑似及高危房颤患者的转出人数。

（3）稳定期房颤患者随访及康复治疗率。

（4）房颤患者中医药防治知识知晓率。

心房颤动分级诊疗重点任务及服务流程图

一、建立心房颤动分级诊疗健康档案

根据心房颤动(以下简称房颤)患病率、发病率、就诊率和分级诊疗技术方案,确定适合分级诊疗服务模式的患者,记录人口学信息和评估病情。加强信息系统建设,建立联通二级以上医院和基层医疗卫生机构的信息系统,方便查阅患者疾病相关信息,逐步建立房颤相关数据库(含中医药相关数据)。

二、明确不同级别医疗机构的功能定位

(一)基层医疗卫生机构

有条件的基层医疗卫生机构可开展,负责房颤防治宣教、初步识别、接续治疗、康复和随访。结合上级医院已制定的诊疗方案进行规范诊治;实施随访及定期体检;实施双向转诊;建立房颤专病档案,做好信息管理工作。开展健康教育,指导患者自我健康管理。鼓励参与房颤专病中心建设,与二级以上医院建立远程心电网络,进行房颤初步识别。

(二)二级医院

除急诊患者外,二级医院主要为病情稳定者提供治疗、康复、随访等全程管理服务。为病情相对稳定房颤患者提供个体化规范治疗。对有严重并发症、手术适应证者,转诊至三级医疗机构。定期评估下级医疗机构的医疗质量。鼓励有条件的医院开展房颤专病中心建设,建立远程心电网络,与三级医院和基层医疗卫生机构联动,形成房颤疾病诊治网络体系。

(三)三级医院

三级医院主要为有严重基础疾病及严重并发症、手术适应证的房颤患者提供诊疗服务。制定个体化的诊疗方案,将病情稳定者转至下级医院。通过医联体、远程医疗等形式,提供会诊并协助下级医院制定治疗方案。对下级医疗机构进行技术指导、业务培训和质控管理。鼓励建设房颤专病中心,建立房颤专病区域数据库,加强区域内房颤单病种管理工作。

三、明确房颤分级诊疗服务流程

(一)基层医疗卫生机构服务流程(图 C-1)

签约服务流程:接诊患者并进行初步识别→判断是否能够纳入分级诊疗服务→对可

以纳入分级诊疗服务的，经患者知情同意后签约→建立房颤专病档案→在诊疗能力范围内的，为患者制定治疗方案→按签约内容开展日常体检、康复及健康管理。

上转患者流程：全科医生判断患者符合转诊标准→转诊前与患者和/或家属充分沟通→根据患者病情确定上转医院层级→联系二级及以上医院→二级及以上医院专科医师确定患者确需上转→全科医生开具转诊单、通过信息技术与上转医院共享患者相关信息→将患者上转至二级及以上医院。

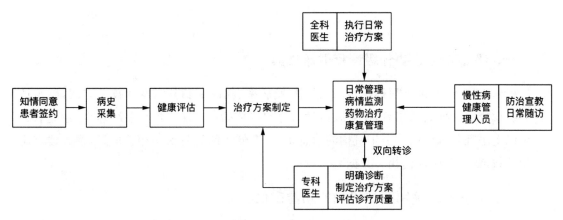

图C-1　基层医疗卫生机构分级诊疗服务流程

(二) 二级医院服务流程(图C-2)

初诊患者流程：接诊患者并进行诊断→制定治疗方案→给患者积极治疗→患者病情稳定，判断是否能够纳入分级诊疗服务→可以纳入分级诊疗服务的患者转至基层就诊/三级医院→定期/不定期派内科医师到基层医疗卫生机构指导诊疗，对分级诊疗服务质量进行评估。

接诊上转患者及下转流程：接诊患者并进行诊断→制定治疗方案→患者经治疗稳定、符合下转标准→转诊前与患者和/或家属充分沟通→联系基层医疗卫生机构→专科医生开具转诊单、通过信息技术与下转医院共享患者相关信息→将患者下转至基层医疗卫生机构。

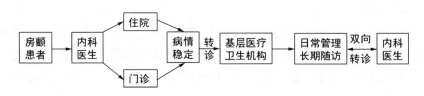

图C-2　二级医院分级诊疗服务流程

(三) 三级医院服务流程(图C-3)

初诊患者流程：接诊患者并进行诊断→制定治疗方案→给患者积极治疗→患者病情稳定，判断是否能够纳入分级诊疗服务→可以纳入分级诊疗服务的患者下转至二级/基层医疗机构就诊→定期/不定期派专科医师到二级/基层医疗机构指导诊疗,对分级诊疗服务质量进行评估。

接诊上转患者及下转流程:接诊患者并进行诊断→制定治疗方案→患者经治疗稳定、符合下转标准→转诊前与患者和/或家属充分沟通→联系二级/基层医疗卫生机构→专科医生开具转诊单、通过信息技术与下转医院共享患者相关信息→将患者下转至二级/基层医疗机构。

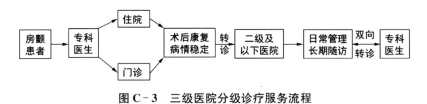

图 C-3 三级医院分级诊疗服务流程

浦东新区心血管病学专科(专病)联盟
浦东新区房颤中心(专病)联盟

浦东新区房颤中心(专病)联盟第一届委员会

名誉主席 （按姓氏汉语拼音排序）

陈义汉　葛均波　黄从新　李新明　李毅刚　刘中民

顾　问（按姓氏汉语拼音排序）

傅筱瑾　顾建钧　黄　煊　王　澎　杨小红　郁东海　周一心

主　席

杨　兵

副主席

宁忠平　浦介麟

常　委（按姓氏汉语拼音排序）

杜兆辉　韩素霞　胡建强　花迎雪　李小荣　林吉祥　刘　昊　刘木松

陆纪德　宁忠平　潘晔生　浦介麟　祁炜罡　邵爱华　沈　磊　宋道平

宋徽江　宋　湘　徐　斌　薛锦花　杨　兵　于　泓　张旭敏　周　辉

朱中生　庄少伟

委　员（按姓氏汉语拼音排序）

包　敏　曹凤丽　陈建峰　陈　云　戴慧敏　豆欣欣　杜　娟　杜兆辉

傅　琼　高　燕　龚佳雯　郭翔廷　韩素霞　胡建强　花迎雪　华　靖

黄　凯　姜晓萍　蒋年新　康燕蓉　李梅霞　李　松　李小荣　厉　勤

林吉祥　凌浩青　刘春峰　刘海龙　刘　昊　刘木松　刘晓亲　陆纪德

马　伟　宁忠平　潘晔生　浦介麟　祁炜罡　秦　莹　沙婧婧　邵爱华

沈浩英　沈　慧　沈剑宾　沈　磊　施春花　宋道平　宋徽江　宋　湘

孙冬梅　孙　欢　孙晓伟　汤红伟　唐月新　王　靖　王燕萍　吴彩芳

吴艳梅　奚晴超　项　溢　徐　斌　徐　明　许印华　薛锦花　严晓萍

杨　兵　姚　强　于　泓　余金波　占长河　张晨君　张桂英　张建强

张　婧　张小刚　张旭敏　赵德明　周　辉　周志刚　朱晓艳　朱　瑛

朱中生　庄少伟　庄晓华

秘书长

李小荣(兼)　邵晶晶

秘书处

陈　婕　程　典　黄　晶　奚靖雯　张小刚(兼)　周晓茜

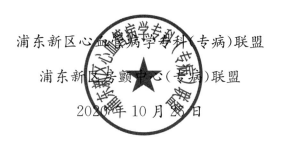

浦东新区心血管病学专科(专病)联盟

浦东新区房颤中心(专病)联盟

2020年10月28日

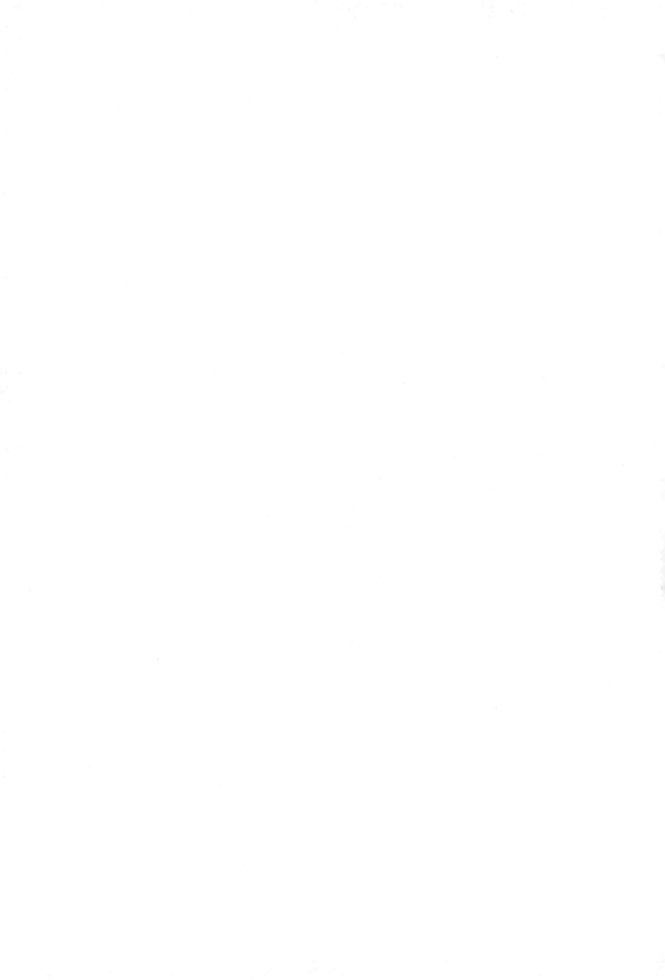